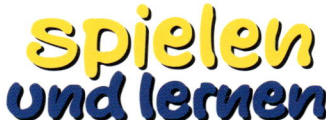

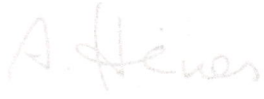

Sibylle Wanders

Bewegung macht klug

Bewegungsspiele für die Entwicklungsförderung Ihres Kindes

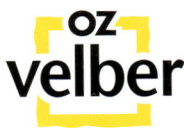

Fotos:
Titel: Creatas/Rubberball
Sibylle Wanders

© 2003 Velber im OZ Verlag GmbH, Freiburg
Alle Rechte vorbehalten
Satz: Petry & Schwamb, Emmendingen
Repro: Bild & Text Baun, Fellbach
Druck und Bindung: NEOGRAFIA, Slowakische Republik

ISBN 3-89858-403-8

Inhalt

Vorwort

„Kinder brauchen Liebe" ist eine Teilwahrheit! Kinder brauchen Zuneigung, die Freiheit, Geborgenheit, Verständnis, Anregungen, Aufmerksamkeit und auch Herausforderung beinhaltet. Für ihre ganzheitlich gesunde Entwicklung benötigen sie viel Raum, Zeit und Gelegenheiten für spielerisches Experimentieren mit Bewegungen! Erst das Lernen mit dem ganzen Körper, mit seinen Sinnen und Bewegungen, macht eine vielfältige und komplexe Vernetzung der Lerninhalte im Gehirn möglich. Bewegung erleichtert die Wissensaneignung eines Kindes! Bewegung macht klug!

Aus meinem sportpädagogischen Studium begleitet mich ein Spruch im besonderen Maße: „Sich bewegen heißt, seine Umwelt erobern!" So tun es schon die ganz kleinen Kinder – Sportler forcieren es, Tänzer empfinden es. Und alle, die sich gerne bewegen, genießen das sinnliche Vergnügen der Bewegung genauso wie die dabei entstehenden positiven Gefühle und Gedanken. Durch Bewegung teilen wir uns mit und gewinnen Kontakte. In Bewegung erleben Kinder sich selbst und ihre Umwelt in ihrer Vielfalt. Sie entdecken ihre eigenen Fähigkeiten und die Grenzen ihres Handlungsvermögens.

Aufgrund meiner Erfahrungen mit Kindern in Spielfreizeiten, Sport- und Tanzkursen kann ich die wissenschaftlichen Untersuchungen zur positiven Wirkung von Bewegung auf die psychische Entwicklung des Kindes nur bestätigen. Insbesondere kreatives Spielen und Bewegen mit unterschiedlichen Materialien erweitert nicht nur die motorischen, sondern auch die emotionalen, sozialen und kognitiven Fähigkeiten der Kinder; und das in jedem Alter.

Die Basis für alle körperlichen und psychischen Erfahrungen ist die Sinneswahrnehmung. Kreative, immer wieder veränderbare, fantasievolle Bewegungsspiele bieten Kindern vielseitige Gelegenheiten, um abwechselnd mit allen sieben Sinnen Erfahrungen sammeln und sich auf diese Weise Wissen aneignen zu können.

Dieses Buch schreibe ich für Eltern, ErzieherInnen, Sport- und GrundschullehrerInnen. Im ersten Teil des Buches stelle ich die theoretischen Hintergründe dar: die ideale, ganzheitliche Betrachtung der kindlichen Entwicklung, die Vielfalt des Begriffs „Intelligenz" (Was ist Intelligenz? Was emotionale Intelligenz? Wie viel Einfluss können wir darauf nehmen, wie viel ist angeboren? Welche Fähigkeiten kann man überhaupt fördern?) und die Zusammenhänge zwischen geistigen und motorischen Fähigkeiten von Kindern. Darzustellen, wie nützlich die motorische Förderung auf die gesamte kindliche Entwicklung wirkt, ist mein Hauptanliegen.

Die Entwicklung eines Kindes wird bestimmt durch seine genetischen Anlagen, durch die Umwelteinflüsse bzw. die Förderung durch andere – und durch das Kind selbst. Es sucht sich Reize und verlangt sich Leistungen ab, die es selbst wählt. Diese Motivation gilt es zu unterstützen. Bewegungsspiele motivieren dazu, mit dem Körper und mit den eigenen Ideen zu experimentieren. Sie sprechen gleichermaßen die sensorischen und motorischen, die kognitiven und die emotional-sozialen Fähigkeiten der Kinder an.

Im zweiten Teil des Buches finden Sie eine Vielzahl leicht umsetzbarer Bewegungsspiele, die alle viel Spaß machen und mit denen Sie Kinder vielseitig und doch individuell, ihren Bedürfnissen und Fähigkeiten entsprechend fördern können! Ich habe schwerpunktmäßig für dieses Buch kreative Bewegungsspiele ausgesucht, die mit preisgünstigen Materialien aus dem Haushalt und mit Material durchzuführen sind, das uns die Natur liefert – im Haushalt: Tücher, Plastikschalen, Riesenluftballons, Zeitungspapier, Papprollen, Pfähle, Bälle, Stühle, Stäbe, in der Natur: Sand, Zweige, Äste und vieles mehr. Die Kinder können mit Ihnen alleine, zu zweit oder in Gruppen mit allen Sinnen Erfahrungen sammeln. Sie spielen selbstbestimmt, und doch können wir Erwachsene Einfluss nehmen auf die Spiele und damit auch auf die Entwicklung unserer Kinder.

Ich hoffe, dass diese Kombination aus theoretischem Hintergrundwissen und praktischen Spielideen sowohl Eltern wie auch andere PädagogInnen dazu anregt, Kinder mit immer wieder neuen Spielideen zum Bewegen und Lernen zu motivieren. Das fröhliche, bunte Spielmaterial, das Sie dazu in jedem Haushalt finden werden, tut sicher das Seine, um den Kindern Lust auf neue Erfahrungen zu machen.

Ich habe die Bewegungsspiele dieses Buches in die Kapitel Koordinationsspiele, Kooperationsspiele, entspannende Spiele und gestaltende Spiele geordnet. In einem fünften Kapitel gebe ich Ihnen einen Überblick über die Sportarten, die Kinder in Vereinen ausüben können.

Ich danke allen Kindern, die sich für dieses Buch beim Spielen fotografieren ließen. Mit euch ist das Buch besonders schön geworden!

Nun aber viel Vergnügen beim Lesen, Bilder betrachten und vor allem – beim Spielen!

Sibylle Wanders

Teil I:
Theoretische
Vorbemerkungen

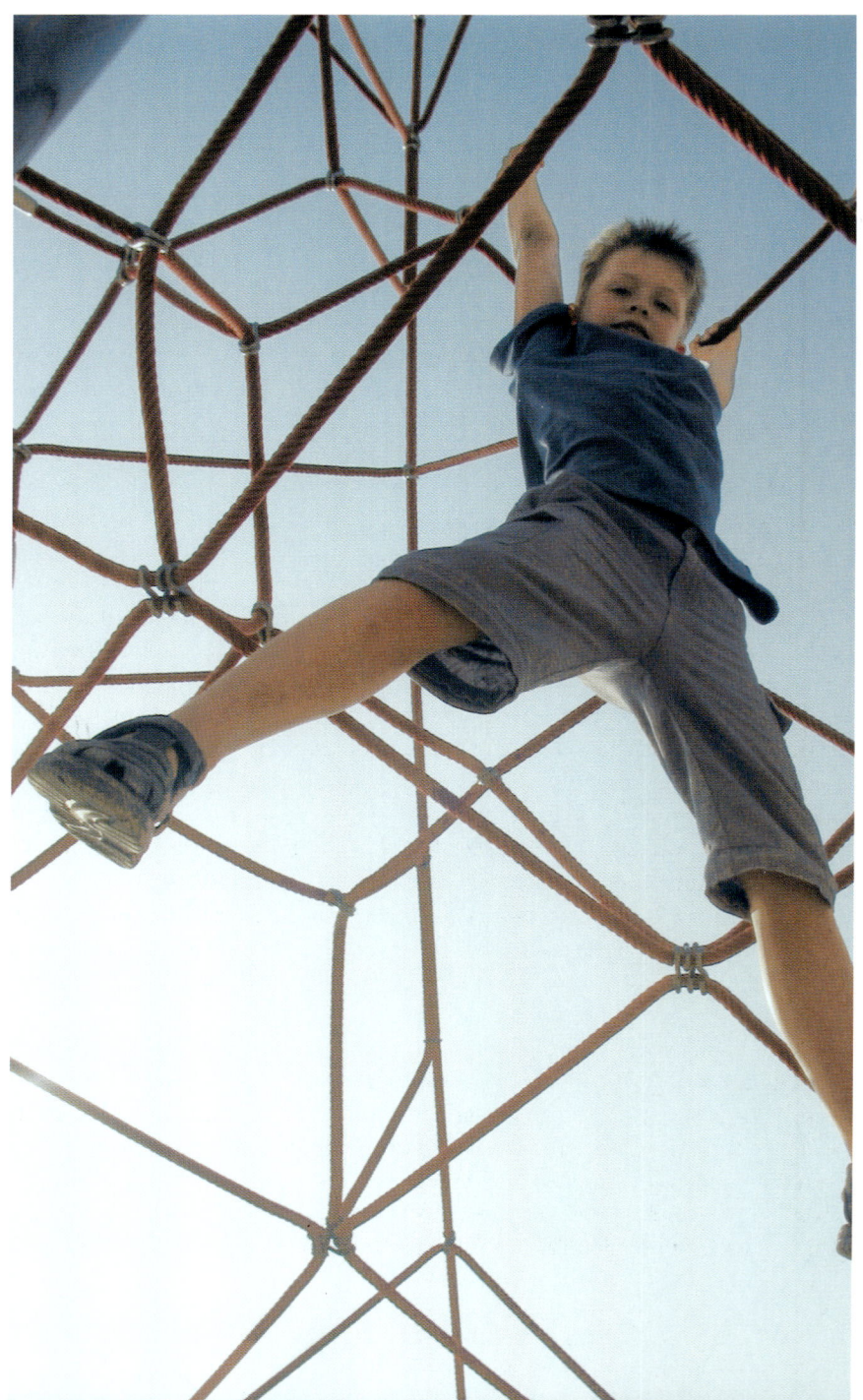

Theoretische Vorbemerkungen

Kinder sind aktive, unternehmungslustige Geschöpfe, die Vertrauen zu sich selbst und zu anderen brauchen, um immer wieder für Reize von außen empfänglich sein zu können. Kinder lernen, indem sie diese Reize aufnehmen und sie ihrem Alter, ihren Anlagen, ihrem Charakter und ihrem Entwicklungsstand entsprechend verarbeiten. Mit diesem Erlernten verwirklichen sie sich schrittweise in ihrer Umwelt.

Sie als Eltern kennen das: Kleine Kinder wollen alles selbst können, sie streben nach Leistung und Autonomie. Der natürliche Bewegungsdrang ist für die kindliche Entwicklung von unschätzbarem Wert!

Durch unsere Erziehung können Kinder lernen, selbstverantwortlich zu sein und zugleich sozialverantwortlich mit anderen umzugehen. Wir können sie beim Spielen sowohl motorisch als auch geistig auf vielfältige Weise dazu anregen, sich handlungsfähig zu entwickeln.

Risikofaktoren für die kindliche Entwicklung sind unter anderem Mangel an Liebe und Sicherheit, zu wenig Bewegung bei gleichzeitig häufigem, langem Sitzen vor Computer, Fernseher oder Gameboy, ständiger Zeitdruck, zu wenig Gelegenheiten, selbstbestimmt mit anderen Kindern zu spielen. Persönliche Schutzfaktoren, die in der frühen Kindheit erworben werden, können Kinder stressresistenter machen. Dazu gehören: mindestens eine intensive emotionale Bindung an einen geliebten Erwachsenen, ein aufgewecktes, aktives Wesen, ein positives Selbstwertgefühl, Selbstbewusstsein, die Fähigkeit, Probleme lösen zu können, und soziales Verantwortungsbewusstsein, beispielsweise für jüngere Geschwister.

Vielseitige Spiel- und Bewegungsangebote zu zweit oder in Gruppen lassen Kinder all diese Schutzfaktoren auf spielerische Weise erwerben. Vergessen Sie dabei nicht, Ihr Kind oder Ihre Kinder öfter zu loben, miteinander zu sprechen und zu lachen.

Die Art und Weise, wie sich ein Kind bewegt, zeigt erfahrenen Beobachtern, „wer es ist", „wie es denkt" und „was es fühlt"! Bewegung ist immer Ausdruck der Gesamtbefindlichkeit der Kinder. Betrachten wir Kinder ganzheitlich, so steht vor uns ein gleichzeitig denkender, fühlender und sich bewegender junger Mensch. Kognitive, emotionale und motorische Prozesse sind zu jeder Zeit gleichzeitig aktiv. Sie beeinflussen, bestärken oder hemmen sich in jedem Moment.

So können Eltern und PädagogInnen über vielseitige, sinnliche Bewegungserfahrungen positiven Einfluss auf die geistige, emotionale und soziale Entwicklung der Kinder nehmen.

Bewegung macht klug!

Doch was ist Intelligenz? Was emotionale Intelligenz? Wie viel Einfluss können wir darauf nehmen, wie viel ist angeboren? Welche Fähigkeiten können wir fördern? Diese Fragen sollen anhand von theoretischen Erkenntnissen aus der Entwicklungspsychologie, der Pädagogik und der Psychomotorik beantwortet werden. Darzustellen, wie nützlich die motorische Förderung auf die gesamte kindliche Entwicklung wirkt, ist mein Hauptanliegen.

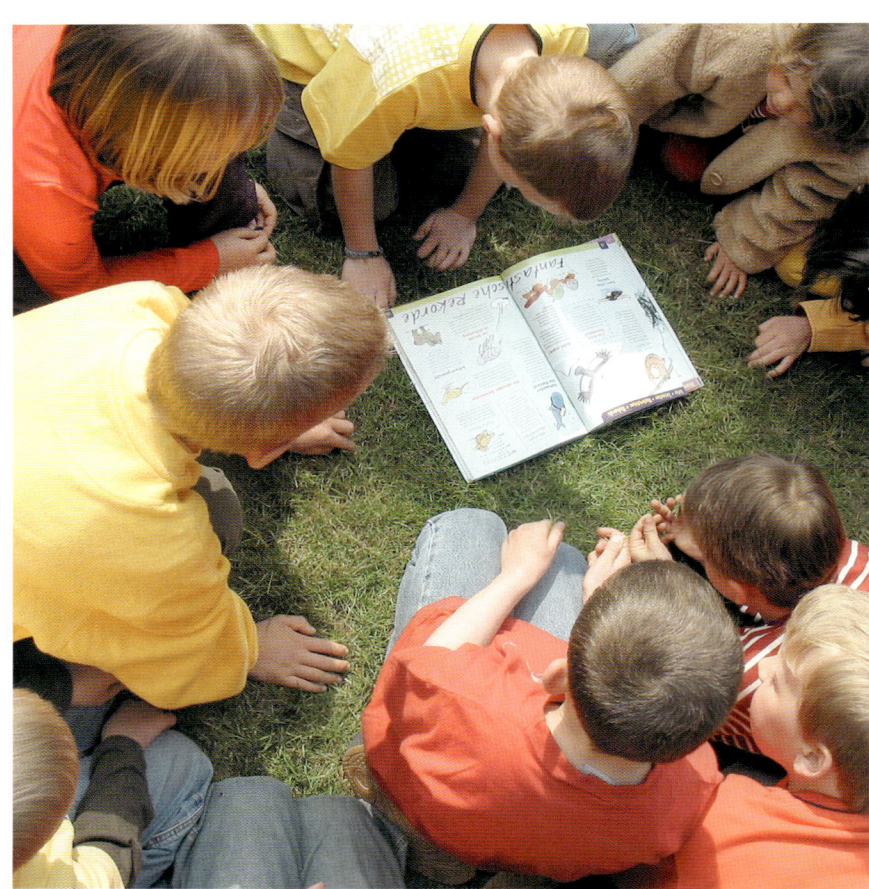

1 Intelligenz

Was ist Intelligenz? Die Meinungen darüber, was unter „Intelligenz" zu verstehen ist, gehen weit auseinander. Sie sind nur dann eindeutig und aussagekräftig, wenn das Menschenbild und der Forschungs- bzw. der Interessenbereich eines Geisteswissenschaftlers in die Betrachtung mit einbezogen werden.

Ist die Intelligenz nur dem Intelligenzquotienten gleichzusetzen?

Nachdem der Intelligenzquotient (= IQ) und seine Messkriterien in den 20er Jahren des 20. Jahrhunderts entwickelt worden waren, benutzte man ihn lange Zeit als Maßstab für geistige Leistung und Lebenserfolg. Inzwischen gibt es viele verschiedene IQ-Tests, auch für Kinder. Doch werden mit diesen Tests immer nur einzelne geistige Fähigkeiten abgefragt, die innerhalb eines bestimmten Kontextes und zu einem bestimmten Zeitpunkt, beispielsweise für die Entscheidung der Schul- oder Berufswahl, relevant sind.

Das Intelligenztestmodell von Louis Thurstone ist das heute gebräuchlichste. Seine wesentlichen fünf Komponenten lauten: Gedächtnis, Handlungsintelligenz, optische Aufnahmefähigkeit, logisches Denken und verbale Intelligenz.

Aber die Bedeutung des IQ, insbesondere als Leistungs- und Erfolgsgarantie, wird heute immer mehr in Frage gestellt, beschreibt er doch lediglich die intellektuellen Fähigkeiten. Kein IQ-Test kann das gesamte Spektrum erfassen, das einen Menschen ausmacht. Er kann keine langfristigen Aussagen über die Intelligenzentwicklung machen. Ein hoher IQ-Wert ist auch kein Garant für schulischen oder beruflichen Erfolg, geschweige denn für das Lebensglück eines Menschen.

Unterschiedliche Definitionen der Intelligenz

Die beiden folgenden zwei Definitionen der Intelligenz sind weltweit anerkannt. Die erste entwickelte der amerikanische Psychologe und Philosoph William Stern. Sie lautet:

„Intelligenz ist die allgemeine Fähigkeit des Individuums, sein Denken bewusst auf neue Forderungen einzustellen; sie ist die allgemeine geistige Anpassungsfähigkeit an neue Aufgaben und Bedingungen des Lebens."

Die zweite Definition stammt von dem amerikanischen Psychologen David Wechsler, der den „Hamburg-Wechsler-Intelligenztest" mitentwickelt hat:

„Intelligenz ist die zusammengesetzte und globale Fähigkeit des Individuums, zweckvoll zu handeln, vernünftig zu denken und sich mit seiner Umgebung wirkungsvoll auseinander zu setzen." Wechsler belässt damit Raum für die gleichzeitige Bedeutung emotionaler und sozialer Komponenten neben den kognitiven. (Beide Definitionen wurden zitiert nach Horst Siewert, Intelligenztests, mgv-Verlag, Landsberg 1995, S. 13.)

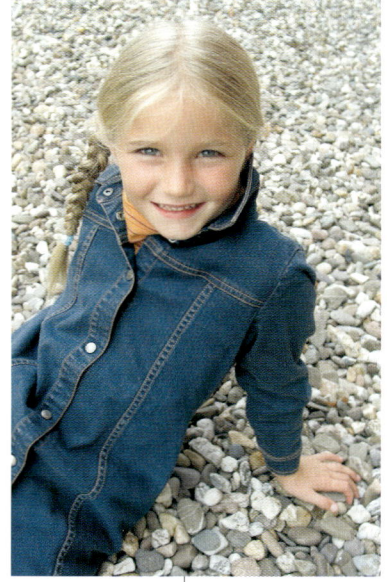

Eine für Eltern und PädagogInnen interessante Betrachtung der Intelligenz liefert die Psychologin und Ergotherapeutin Jean Ayres (Bausteine der kindlichen Entwicklung. Die Bedeutung der Integration der Sinne für die Entwicklung des Kindes, Springer, Berlin 1998, S. 89):

„Intelligenz ist die Fähigkeit, Beziehungen mit der physikalischen Umwelt oder mit Gedanken und Ideen aufzunehmen." – „Das Ausmaß der Intelligenz scheint mit der Anzahl der Neuronen im Gehirn übereinzustimmen und besonders mit der Anzahl von Kontakten zwischen diesen Neuronen."

Was bestimmt das Ausmaß der Intelligenz eines Kindes? Jean Ayres teilt die Auffassung des berühmten Schweizer Psychologen Jean Piaget:

„Aber der größte Anteil der Intelligenz ist weder genetisch vorbestimmt noch durch die Verhältnisse bedingt. Intelligenz ist zum großen Teil das Produkt der wechselseitigen Auseinandersetzung des Individuums mit seiner Umwelt." (Ayres, 1998, S. 233)

Der Psychologe Howard Gardner revolutionierte Mitte der siebziger Jahre des 20. Jahrhunderts die Entwicklungspsychologie mit seinem Modell der multiplen Intelligenzen, unter denen er die personale Intelligenz, die soziale Intelligenz, die Sprachintelligenz, die motorische Intelligenz, die logisch-mathematische Intelligenz, das räumliche Wahrnehmungsvermögen und die musikalische Intelligenz verstand.

Auch mir ist der ganzheitliche Aspekt bei der Beschreibung und Definition von Intelligenz sehr wichtig. Deshalb schlage ich die folgende Intelligenz-Definition vor:

> Intelligenz beinhaltet neben den kognitiven auch emotionale und soziale Kompetenzen und bedarf gut ausgebildeter sensorischer und motorischer Fähigkeiten.

Wie kleine Kinder lernen

Kleine Kinder müssen zuerst lernen, wie man lernt. Spielen ist für kleine Kinder die beste Art zu lernen und die Welt zu entdecken. Das wiederholte Üben ohne Spielspaß, nur des Lernens wegen, ist frühestens ab etwa sechs Jahren, mit dem Schulbeginn sinnvoll. Unterstützt werden kann das spielerische Lernen durch eine Umgebung, die immer wieder Anreiz dazu gibt, neugierig die Welt entdecken zu wollen. Das kindliche Wahrnehmungssystem (das „sensorische System") lernt schrittweise, die unterschiedlichen Empfindungen aufzunehmen, sie zu ordnen und zu speichern. Je besser dies einem Kind gelingt, umso leichter und umso mehr kann es später dazulernen!

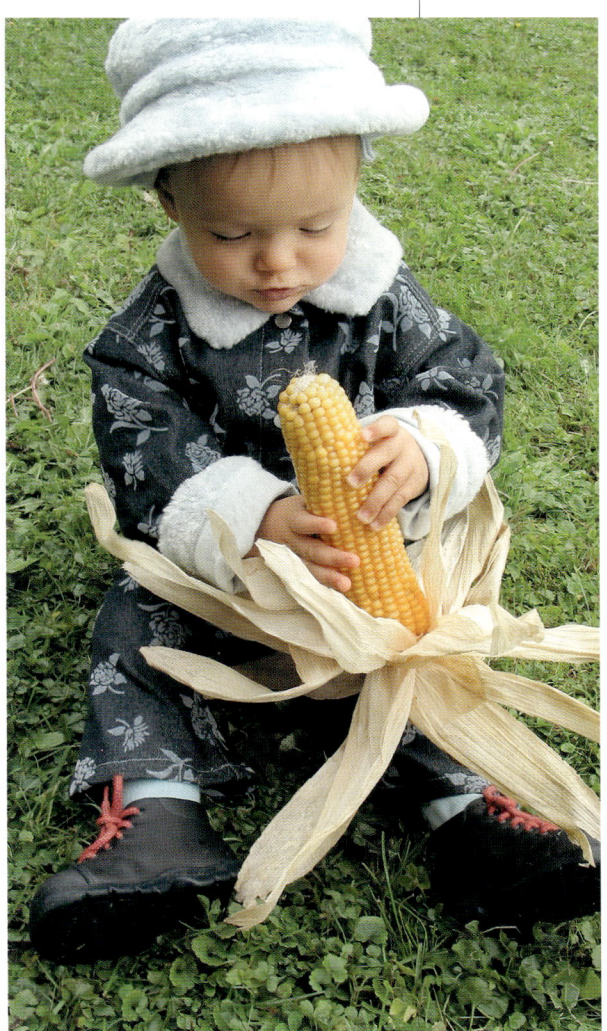

So sind kleine Kinder jahrelang vorrangig mit ihrem Körper und ihrer direkten Umwelt beschäftigt. Spielideen umzusetzen, Empfindungen und Gedanken zu ordnen, sind für diese Entwicklungsphase die wichtigsten Lerninhalte. Die Handlungen (Anpassungsreaktionen) kleiner Kinder gehen mehr von ihren Muskeln als von ihrem Verstand aus. Deshalb bezeichnen die Entwicklungspsychologen die ersten sieben Lebensjahre als die „Jahre der sensomotorischen Entwicklung"!

„Lernen ist eine Funktion des gesamten Nervensystems. Ein Kind hat große Schwierigkeiten, lesen zu lernen, wenn ihm nicht all seine sensorischen Systeme behilflich sind, die Schriftzeichen auf der Lesebuchseite zu verarbeiten. (…) Es soll lernen, sein Gehirn zu ordnen, sodass es besser arbeiten kann."
(Ayres, 1998, S. 82 f.)

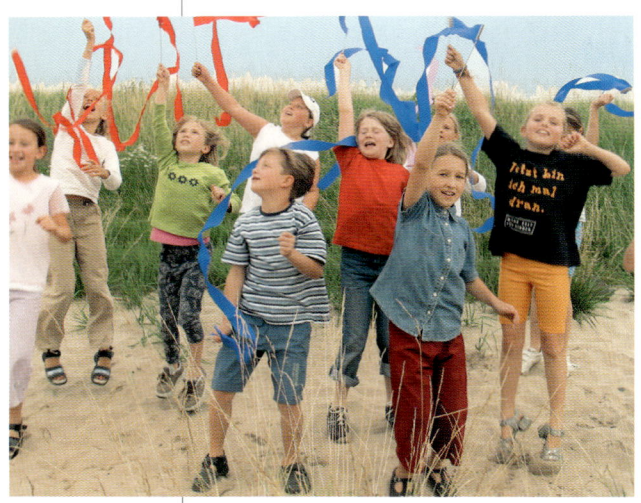

Wie Schulkinder lernen

Jean Piaget machte 1969 bekannt, dass Kinder erst mit etwa sieben Jahren mit dem abstrakten Denken und Diskutieren beginnen. Vielleicht kann man diesen Zeitpunkt heute etwas früher ansetzen, sicher ist jedoch, „dass das menschliche Gehirn erst, wenn es ‚konkrete‘ Kenntnis seines Körpers, der Welt und der physikalischen Kräfte besitzt, in der Lage ist, abstrakte Vorgänge zu verarbeiten. Sieben oder acht Jahre des Sich-Bewegens und Spielens sind notwendig, um einem Kind die sensomotorische Fähigkeit zu vermitteln, die als Grundlage für seine intellektuelle, soziale und persönliche Entwicklung dienen kann". (Ayres, 1998, S. 43; weiterführend möchte ich hier empfehlen: Jean Piaget: Das Erwachen der Intelligenz beim Kinde, Klett, Stuttgart 1969.)

Wahrnehmung und Intelligenz

Kindliche Wahrnehmung und Intelligenz reifen gleichzeitig und miteinander. Bewusste Wahrnehmung entwickelt sich durch eine zunehmende Differenzierung der Sinneseindrücke und deren Verarbeitung, Intelligenz durch die Zunahme sensorischer und kognitiver Fähigkeiten (in den Bereichen Denken, Wahrnehmen und Memorieren) und durch deren Kombination.

Sinnliche Spiele und Erfahrungen werden von Kindern oft mit elementaren Sachfragen verbunden, z. B.: „Was ist das Wasser, dass es sich so nass anfühlt? Warum versinkt der Fuß im nassen Sand?" und Ähnliches, Sie kennen solche Fragen.

Erhalten Kinder sachlich richtige Antworten, kindgerecht verpackt, so verknüpfen sich ihre sinnlichen Erfahrungen mit ihrem Wissen – eine ideale Gelegenheit, um zu lernen und das Gelernte langfristig im Gedächtnis zu behalten. Sie erweitern auf diese Weise sowohl ihr Wissen als auch ihre Sinneseindrücke. Beide Bereiche werden ihre Intelligenz ein Leben lang bereichern.

2 Erbanlagen und Umwelteinflüsse

Erst nach dem Ende des Zweiten Weltkrieges haben die meisten Geisteswissenschaftler ihre Annahme verworfen, dass die Intelligenz eines Kindes zum größten Teil vererbt und damit vorbestimmt sei oder durch die Umwelt des Kindes konditioniert werde. Bis dahin ging man also von der Annahme aus, dass Kinder mit ihren eigenen Aktivitäten selbst keinen Einfluss auf ihre Intelligenz und das eigene Lernvermögen nehmen würden.

Der Psychologe Jean Piaget erörterte als einer der Ersten, dass Kinder sich Lernprozesse immer wieder selbst neu schaffen. Sie müssen dabei aber von Erwachsenen – Eltern, ErzieherInnen wie LehrerInnen – unterstützt werden, die ihnen immer wieder eine Umgebung anbieten müssen, die die Kinder fordert und fördert. Maria Montessori (1870–1952) beispielsweise hat diese Erkenntnis schon sehr früh in ihrer Reformpädagogik im Angebot der „vorbereiteten Umgebung" umgesetzt. Eltern können also ganz aktiv dazu beitragen, die Intelligenz ihres Kindes zu fördern: „Geistige Fähigkeiten scheinen aus frei verfügbaren Gelegenheiten, etwas zu untersuchen, zu handhaben und Fragen zu stellen, zu entstehen. Aufgeschlossene Mütter [natürlich auch Väter, die Verfasserin] fördern die Entwicklung ihrer Kinder, indem sie ihnen eine Umgebung schaffen, die viele gut zu handhabende und optisch eindrucksvolle Gegenstände enthält. Gegenstände, auf die man heraufklettern kann, die die Bewegungen anregen, und eine reiche Auswahl an Dingen, die den Kindern zum Ansehen geboten werden." (J. McVicker Hunt, zitiert nach Ayres, Bausteine der kindlichen Entwicklung, S. 236)

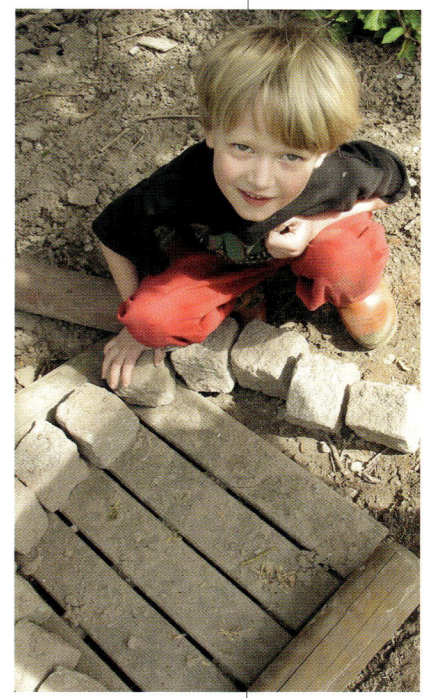

Heutige Einschätzung von Anlage- und Umweltfaktoren

Anlage, Umwelt und der Mensch selbst entscheiden sein Lernen. Er ist durch Wechselwirkungen Produkt und Produzent seiner Umwelt. Ererbte Voraussetzungen müssen durch die Umwelt und den Menschen selbst stimuliert werden.

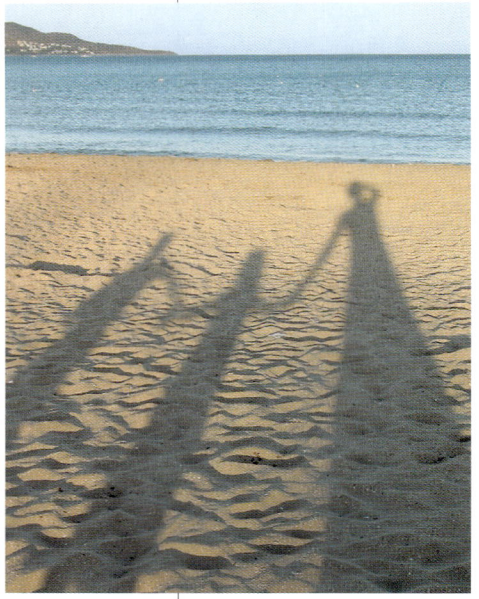

Dieser bestimmt aktiv mit, was und wie viel er lernt. Lediglich in der psychischen Entwicklung eines Kindes verknüpfen sich Lernprozesse, die gefördert werden können, mit weniger beeinflussbaren Reifungsprozessen.

„Die heute allgemein akzeptierte Position, dass der Mensch stets das Ergebnis einer Wechselwirkung von Anlage- und Umweltfaktoren darstellt, geht davon aus, dass die meisten Verhaltensweisen eine ererbte Basis haben, diese allerdings speziell beim Menschen in hohem Maße durch Lernprozesse modifizierbar bzw. auch veränderbar ist. Jede menschliche Leistung ist nach dieser Position das Produkt aus Anlage und Umwelt, d. h. die beiden Faktoren sind multiplikativ verknüpft und nicht summativ." (Werner Stang: aus „Angeboren oder gelernt?", www.familienhandbuch.de)

Der Persönlichkeitspsychologe Jens Asendorpf legte sich kürzlich in einem Interview der Zeitschrift „Focus" fest, welchen Anteil seiner Meinung nach Vererbung und der Einfluss der Eltern an der Intelligenz- und Persönlichkeitsentwicklung eines Kindes haben (Focus vom 14. Oktober 2002, S. 162–164) – Zu jeweils etwa 50 Prozent seien Menschen in ihrer Intelligenz und in den fünf großen Persönlichkeitsdimensionen durch Anlage und durch Umweltbedingungen geprägt.

Aber auch er betont, dass nicht nur Eltern und andere Umwelteinflüsse die Kinder prägen, sondern dass das Kind aktiv seine Umwelt beeinflusst. Unterscheide sich ein Kind sehr in seiner Intelligenz von der seiner Eltern und Geschwister, so werde das Kind sich eine eigene, passendere Umwelt schaffen, z. B. als Einziges Bücher verschlingen oder musizieren.

Säuglinge verhelfen sich selbst durch ein immer größer werdendes Bewegungsrepertoire zu den aufbauenden Entwicklungsschritten. Eine Rassel ergreifen, aufrecht sitzen und stehen, kriechen und rollen, Treppen hochkrabbeln, all das trainiert die Aufnahmefähigkeit des Gehirns, sodass später komplexere Vorgänge leichter erlernt werden können. Bewegungen legen den Grundstock für die Infrastruktur im Zentralnervensystem. Bieten wir Kindern vielseitige Stimulation, so erfahren sie immer wieder Neues, müssen reagieren und handeln. Sie entdecken ihr Können und auch ihr Nichtkönnen, entwickeln Leistungsbereitschaft und Frusttoleranz.

Später erfahren die Kinder durch differenziertere Bewegungen und eine feiner ausgebildete Wahrnehmung alles, was sie interessiert. „Je mehr seine [die des Kindes, die Verfasserin] sensorischen Systeme zusammenarbeiten, desto mehr kann es quantitativ lernen, und desto leichter fällt es ihm." (Ayres, 1984, S. 82) Ein gut vorbereitetes Gehirn wird leichter lernen, wie man addiert, schreibt, Probleme selbstständig löst und mit anderen zusammenarbeitet.

Die Talente der Kinder erkennen

Wenn wir uns die verschiedenen Arten von Intelligenz vor Augen halten und mit diesem Wissen ein Kind über längere Zeit beobachten, werden wir seine individuelle Begabung bewusster wahrnehmen und erkennen. Wollen wir die Entwicklung unseres Kindes fördern, so gilt es, diese Stärken wie auch die persönlichen Schwächen eines Kindes behutsam und auf spielerische Weise zu unterstützen. Ein Kind wird in den Gebieten am kreativsten sein, in denen seine Stärken liegen.

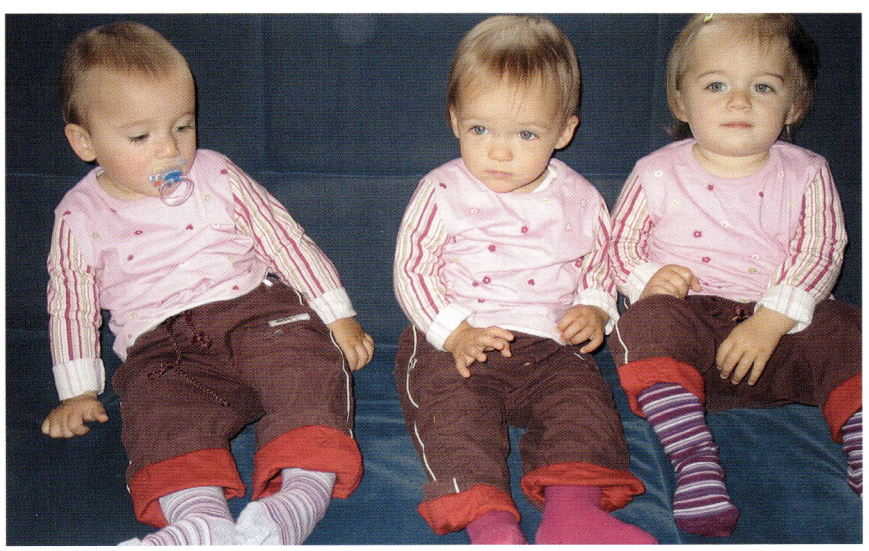

3 Die ersten kindlichen Entwicklungs-schritte

S äuglinge lernen in den ersten fünf Monaten über die natürlichen Reflexe (z. B. die Saug- und Greifreflexe) erste Bewegungsmuster, die im Gehirn die Wege für die ersten Strukturen bahnen. Beginnen Babys sich bewusst zu bewegen, zu agieren und zu reagieren, verlieren sich die ersten, nun unnötigen Reflexe. Kinder be-greifen, indem sie alle möglichen Gegenstände er-greifen und mit Händen, Füßen und dem Mund erfühlen. Das Rollen, Kriechen, Krabbeln, sich Drehen und das aufrechte Sitzen und Stehen sind Ausdruck insbesondere der vestibulären, taktilen und kinästhetischen Entwicklung, die zunehmend mehr die Wahrnehmung aller weiterer Sinneseindrücke (Sehen, Hören, Riechen, Schmecken) ermöglicht. Jede Bewegungswiederholung fördert die Weiterleitung der Sinnesreize durch die Nervenbahnen, die Verknüpfung von Synapsen (Knotenpunkte der Nervenbahnen) und die Vernetzung der Nervenbahnen und der wachsenden Nervensysteme im Gehirn.

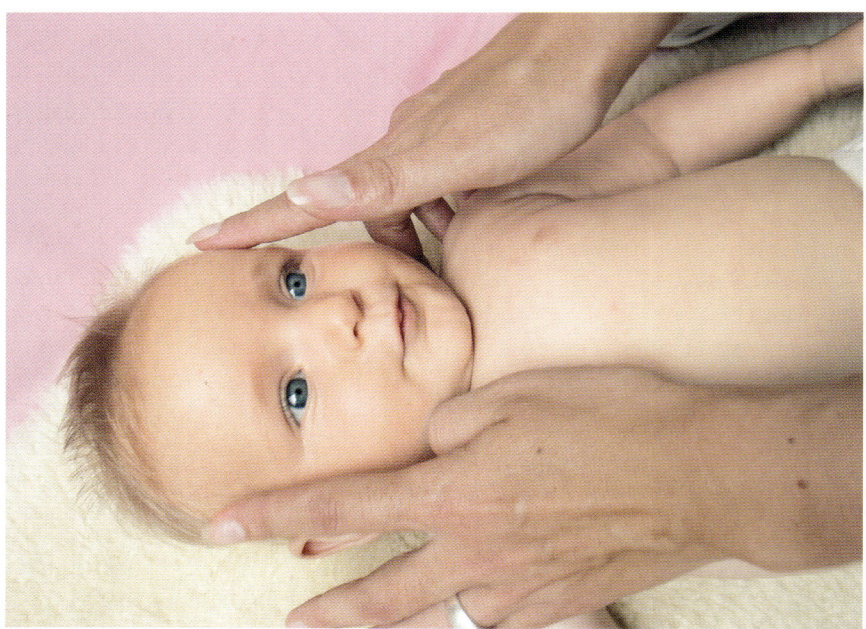

Die ersten kontrollierten Bewegungen setzen in einer zeitlich vorgegebenen Reihenfolge ein. Sie breiten sich vom Kopf bis zu den Füßen und vom Körperzentrum zur Peripherie hin aus. Logischerweise ist ein Kind früher in der Lage, grobmotorische Ganzkörperbewegungen zu machen als feinmotorische Bewegungen der Arme, Beine und Hände. Mit Ganzkörperbewegungen entdecken Kinder ihre nächste Umwelt. In ihnen äußert sich ihr Bemühen um Selbstständigkeit am deutlichsten. Sie wollen stehen, um besser zu sehen, hochklettern, vorankommen, sich alleine aus- und anziehen. Dies sind die motorischen Errungenschaften, mit denen sich ein Kind seine zunehmende Unabhängigkeit beweist. „Selbstständigkeit" kommt von „selber stehen können"!

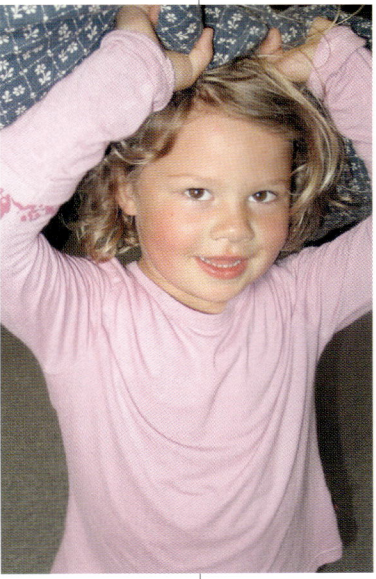

Jede Stufe der Bewegungsfähigkeit eines Säuglings und eines Kleinkindes ist wichtig und muss intensiv erfahren werden. Ideal ist es, wenn diese neurologischen Entwicklungsphasen nacheinander, in Ruhe und ohne Abkürzungen durchlebt werden. Aber auch Jahre später ist es sinnvoll, Schulkinder, die als Babys kaum gerollt oder gekrabbelt sind, diese Bewegungen in Spielen häufig wiederholen zu lassen. Diese motorischen und sensorischen Leistungen können, wurden sie im Säuglings- oder Kleinkindalter versäumt, zum großen Teil aufgeholt werden. Die sinnliche Wahrnehmung lässt sich jederzeit verfeinern und ausbauen. Das Ordnen und Verarbeiten von Wahrnehmungen, die „sensorische Integration", festigt und erweitert die Strukturen unseres Gehirns unser Leben lang. Darum sollten wir diese Funktionen auch ein Leben lang fördern und pflegen.

Am intensivsten verbessern sich die kindliche Wahrnehmung und die Verarbeitung von Sinneseindrücken, wenn ein Kind von sich aus einen bestimmten Reiz wünscht. Nach eigener Erfahrung äußern Kinder oft den Wunsch, mit einem bestimmten Material spielen zu wollen (Tücher, Ballons usw.), weil sie es schön finden, dieses zu ertasten, zu bewegen und Formveränderungen daran zu betrachten. Sie genießen es, den Körper zu spüren (kinästhetische Empfindung), die Wirkung einzelner Bewegungen auf die Muskeln und Gelenke zu fühlen. Diese Empfindungen erst machen das Erleben reich.

Die Bewegung ist der Motor des Lernens! Wie wir uns durch die Welt bewegen bedingt, was wir wahrnehmen und lernen. Und: Gezielte, bewusst gesteuerte Bewegungen legen die ersten wichtigen Strukturen im Gehirn an, auf denen später andere Arten des Lernens aufbauen können.

4 Die vier Bereiche der kindlichen Persönlichkeitsentwicklung

4.1 Die Entwicklung der sensorischen Fähigkeiten

Unsere Sinne sind die Antennen zu unserer Umwelt. Je mehr und je differenzierter wir mit allen Sinnen wahrnehmen können, umso reicher ist unsere Welt. Möchten wir die Wahrnehmung von Kindern unterstützen und verfeinern, so gilt es, sie mit ihren sieben Sinnen experimentieren zu lassen und ihnen gleichzeitig dabei zu helfen, die erlebten Empfindungen mit Begriffen zu kennzeichnen, damit sie sie besser verstehen können.

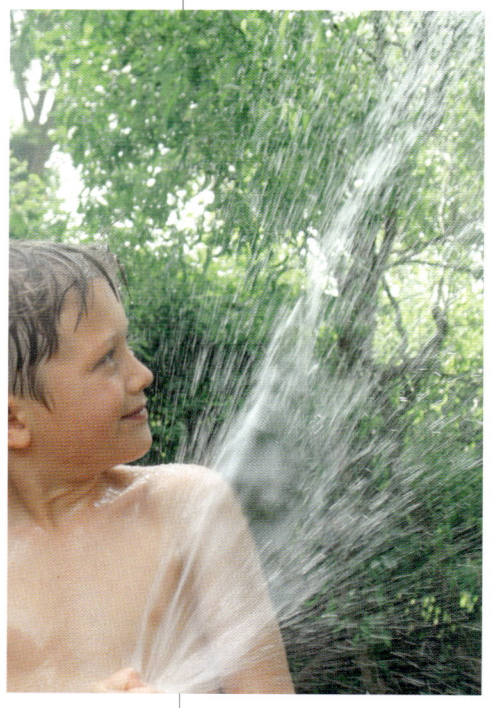

Die sieben Sinne

1. Der Sehsinn, das optische bzw. visuelle System: Das Auge sieht mit Fotorezeptoren, Stäbchen und Zapfen Farben, Formen und Helligkeit und beurteilt die Erscheinung und Lage von Objekten.
2. Auditives System: Das Ohr nimmt mit akustischen Rezeptoren Tonhöhen, Klänge, Lautstärke, Geräusche, Sprache, Art und Ort der Schallereignisse wahr.
3. Der Tastsinn, das taktile System: Die gesamte Haut nimmt wahr. Es ist das sich zuerst entwickelnde Sinnessystem, das schon im Mutterleib völlig funktionsfähig ist.
4. Der Tiefensinn bzw. der Bewegungssinn, das kinästhetische System: Es ermöglicht die Eigenwahrnehmung, das Bewusstsein über das Körperschema und das Bewegungsempfinden. Reize sind der Dehnungszustand einzelner Muskeln, der Spannungszustand einzelner Sehnen und die Stellung der Gelenke.

5. Der Gleichgewichtssinn, das vestibuläre System: Es reift in der Schwangerschaft heran, wenn sich die werdende Mutter und der Embryo genügend bewegen.
6. Der Geruchssinn, das olfaktorische System: Es ist am Ende der Schwangerschaft so gut ausgereift, dass der Säugling seine Mutter am Geruch erkennt.
7. Der Geschmackssinn, das gustatorische System: Wir können vier Geschmacksqualitäten unterscheiden: süß, sauer, salzig und bitter.

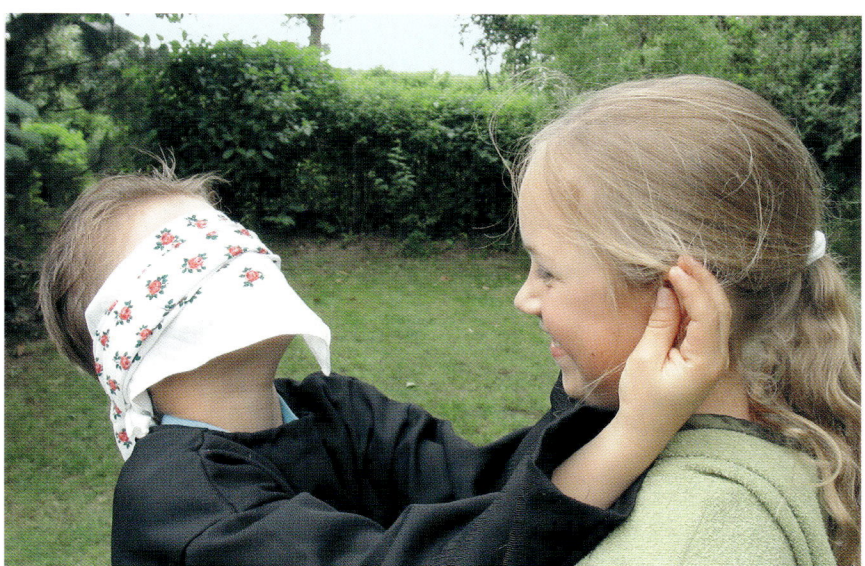

Drei dieser sieben Sinne, nämlich Tast-, Gleichgewichts- und Bewegungssinn, sind die so genannten „Basissinne". Sie bilden die Grundlage für das komplexe Zusammenspiel aller Sinne. Möchten Sie Kinder in ihrer Entwicklung fördern, so verdienen die Basissinne besondere Beachtung; vorsorglich in der ganzheitlichen Förderung kleiner Kinder, aber auch rehabilitativ, beim Ausgleichen von Wahrnehmungs- und Koordinationsstörungen.

Aus diesem Grund habe ich bei der Auswahl der Bewegungsspiele für den zweiten Teil dieses Buches viel Wert auf Wahrnehmungsspiele zur Schulung dieser drei Sinne gelegt. Den Bewegungssinn, auch „Tiefensinn" genannt, spüren wir durch Druck und Zug an und auf Muskeln, Sehnen und Gelenke; auch durch Gelenkschmerzen oder bei stärkerer Beanspruchung einzelner Muskeln. Wahrnehmungsspiele für eine bessere Tiefenwahrnehmung schulen Kinder darin, aufmerksam und behutsam mit sich umzugehen.

Eine gute Körperwahrnehmung für optimale Körper- und Umwelterfahrungen

„Über unseren Körper machen wir alle Erfahrungen in dieser Welt. Unser Körper ist unsere Heimat und zugleich unser ‚Werkzeug‘, er ist für uns Empfänger von Informationen und Ausdrucksmittel unserer Identität." (Simone Pfeffer, Emotionales Lernen. Ein Praxisbuch für den Kindergarten, Beltz, Weinheim/ Basel 2002, S. 28)

Wie ein Kind die erlebten Sinnesreize empfindet, entscheiden nicht nur seine Erfahrungen, sondern auch seine individuelle Persönlichkeit, seine Neigungen.

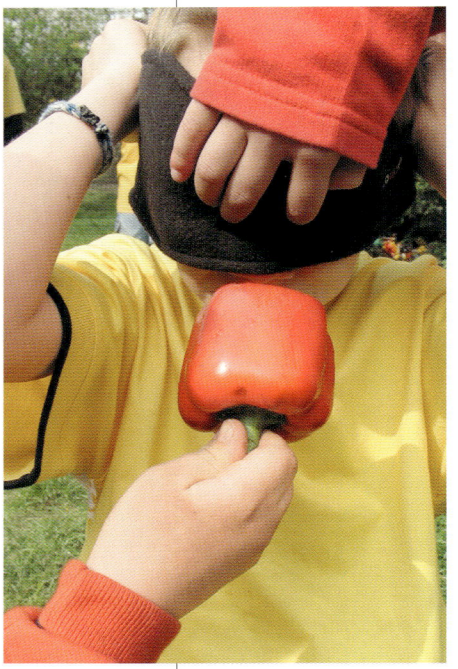

Und: Wie ein Kind diese Eindrücke dann versteht, einordnet und im Gedächtnis speichert, hängt außerdem sehr von seiner sozialen Umwelt ab, besonders von uns, seinen erwachsenen Bezugspersonen, wie wir bestimmte Empfindungen mit Begriffen verbinden. Sprechen wir beispielsweise sehr differenziert über unsere Sinneseindrücke, so lernt unser Kind automatisch einen größeren und vielfältigeren Erfahrungsbereich kennen.

Ganz besonders wichtig ist es für die Gesundheit unserer Kinder, dass diese frühzeitig lernen, grundlegende Bedürfnisse ihres Körpers wahrzunehmen, auf Signale ihres Körpers (wie Durst, Hunger, Müdigkeit, körperliche Erschöpfung, Reizüberflutung oder den natürlichen Bewegungsdrang) zu hören und „richtig" darauf zu reagieren. Selbstvertrauen entsteht nicht nur durch die Steigerung der persönlichen Fähigkeiten und die daraus resultierenden positiven Erlebnisse. Erst eine klare Wahrnehmung und Sicherheit in der Beurteilung der eigenen körperlichen und emotionalen Wahrnehmungen schafft Vertrauen zu sich selbst.

Sensorische Integration

Alle sieben Sinne müssen zusammenwirken, damit die Prozesse im zentralen Nervensystem, die die Sinneseindrücke ordnen, verarbeiten und speichern, ablaufen können. Alle Sinneseindrücke aus den sieben Systemen werden so zu umfassenden Gesamteindrücken zusammengefügt. Man nennt dieses Zusammenwirken die „sensorische Integration".

Jean Ayres entwickelte eine Therapie, die so genannte „sensorische Integrationstherapie", die heute von Motopäden, Psychomotorikern, Ergo- und Physiotherapeuten wie auch Logopäden in den Fällen eingesetzt wird, in denen Kinder Defizite innerhalb ihrer Entwicklung aufweisen. Ayres erläutert, weshalb diese sensorische Fähigkeit die Basis jeglichen Lernvermögens ist: „Die sensorische Integration sortiert, ordnet und vereint alle sinnlichen Eindrücke des Individuums zu einer vollständigen und umfassenden ‚Hirnfunktion' (…), sodass das Gehirn eine brauchbare Körperreaktion und ebenso sinnvolle Wahrnehmungen, Gefühlsreaktionen und Gedanken erzeugen kann." (Ayres, Bausteine der kindlichen Entwicklung, 1984, S. 37)

Entwicklungsförderung über die Sinne

Wollen Sie Ihr Kind gezielt dabei fördern, alle seine sieben Sinne zu entwickeln und sie miteinander verknüpfen zu lernen, damit es sowohl seine körperlichen als auch seine geistigen Fähigkeiten entwickeln kann, dann lassen Sie ihr Kind vor allem – spielen! Das Spielen ist Schwerpunkt aller Fördermaßnahmen, das sinnliche Spielen in der Bewegung! „Ohne intensives Spielen, welches den ganzen Körper beansprucht, verschafft sich das Kind nicht das Ausmaß an Sinneswahrnehmungen, das notwendig ist, um das Gehirn in seiner Gesamtheit zu entwickeln." (Ayres, 1984, S. 102) Dabei beeinflussen und bestärken sich die Fortschritte in allen sieben Wahrnehmungssystemen gegenseitig. Sie können mögliche Schwächen eines Sinnesorgans kompensatorisch ausgleichen.

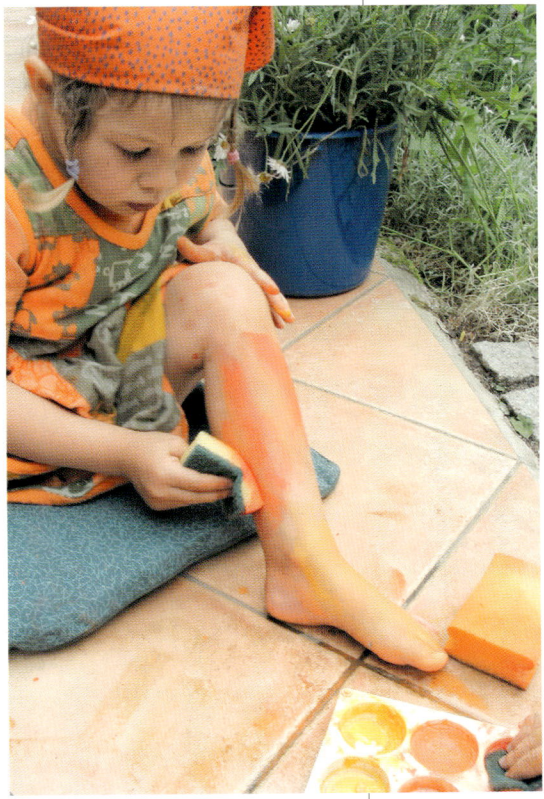

Die Bewegungsspiele dieses Buches sind allesamt Beispiele für sinnliche Experimente. Mit jedem einzelnen Material, das für diese Spiele eingesetzt wird, kann motorisch und sensorisch abwechslungsreich gespielt werden.

4.2 Die Entwicklung der kognitiven Fähigkeiten

Wie sehr die Entwicklung der kognitiven Fähigkeiten von der Wahrnehmungsentwicklung abhängt und von ihr beeinflusst wird, haben Sie bereits in den vorhergehenden Kapiteln gelesen. Die kognitiven Fähigkeiten bestimmen die Entwicklung der Denkfähigkeit und des Gedächtnisses eines Kindes.

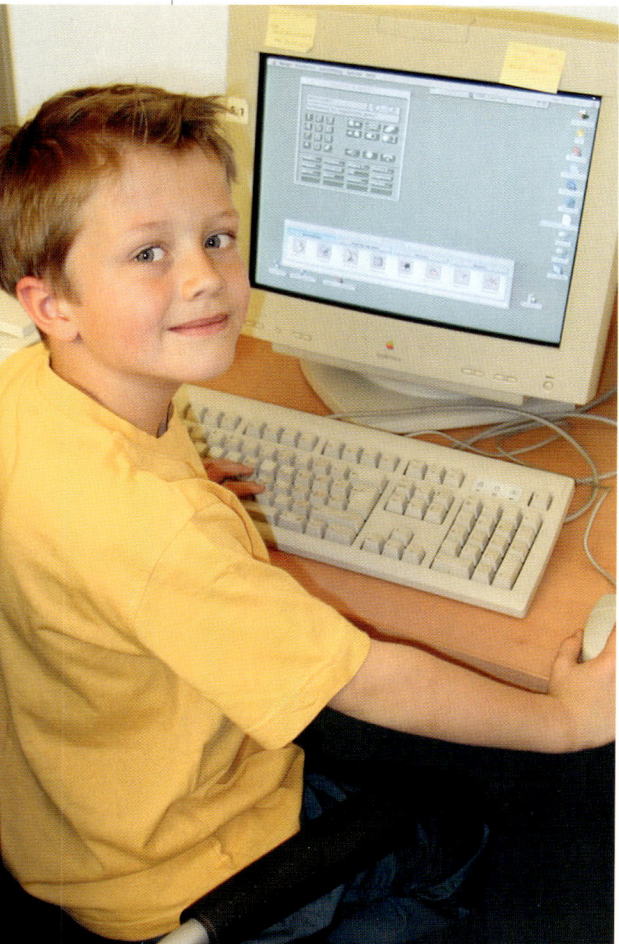

Louis Thurstone (1887–1955) verstand unter den kognitiven Fähigkeiten eines Menschen folgende sieben Primärfähigkeiten:

- Sprachverständnis,
- Wortflüssigkeit,
- Rechengewandtheit,
- räumliches Denken,
- Auffassungsgeschwindigkeit,
- Merkfähigkeit und
- schlussfolgerndes Denken.

Ich möchte diese Liste um die folgenden Fähigkeiten erweitern. Sie sind meiner Ansicht nach für die Persönlichkeitsbildung eines Menschen von besonderer Bedeutung.
Ich meine:

- Motivation,
- Aufmerksamkeit,
- Konzentration,
- Kreativität,
- Wille,
- Tatkraft,
- Energie und
- geistige Ausdauer.

Vom praktischen Lernen zum abstrakten Lernen

Kleine Kinder begreifen die Welt zunächst nur ganzheitlich, durch ihre Sinne und durch aktives Handeln. Sie verstehen ihre Umwelt durch Bewegungs-
experimente mit den sich ihnen bietenden Materialien und durch Verhaltensexperimente mit anderen
Menschen.

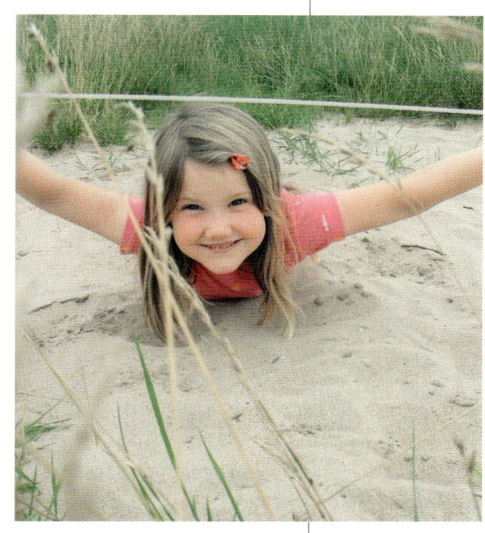

Sie erfahren die spezifischen Eigenschaften der
Dinge, indem sie spielen. Ihr Gehirn speichert und
ordnet diese Informationen während ihrer ersten
Lebensjahre. Ein Kind kann aufgrund seines Gedächtnisses immer wieder auf diese Informationen
zurückgreifen und somit von seinem angesammel-
ten Wissen profitieren bei allem, was es tut. Aufgrund dieses Fundus kann das Kind später abstra-
hieren, Erfahrenes und Gelerntes auf andere Problemfelder übertragen. Es lernt,
logisch und abstrakt zu denken. „Nach Piaget (1975) entwickelt sich die Intelligenz in der handelnden Auseinandersetzung des Kindes mit den Objekten seiner
Umwelt. Denken vollzieht sich zunächst in der Form aktiven Handelns. Über die
praktische Bewältigung von Situationen gelangt das Kind zu deren theoretische
Beherrschung." (Renate Zimmer, Handbuch der Bewegungserziehung. Didaktisch-methodische Grundlagen und Ideen für die Praxis, Herder, Freiburg 1999,
S. 40; dazu auch: Ernst J. Kiphard: Motopädagogik, Verlag Modernes Lernen,
Dortmund 1987, S. 169)

Verknüpfung von Bewegung und Denken im Gehirn

Bewegung und Denken sind im Gehirn eng miteinander verknüpft: Die Großhirnrinde, der Neocortex, steuert sowohl das Denken und Lernen als auch alle
gezielt ausgeführten Bewegungen. Kein anders Lebewesen, nur der Mensch hat
eine solche. „Kontrollierte und bewusst gesteuerte Bewegungen werden über die
Großhirnrinde zunächst einmal gelernt. Später, wenn wir manche Bewegungen
so gut automatisiert haben, dass wir sie einfach können, ohne noch über sie
nachzudenken, übernehmen andere Gehirnbereiche die Kontrolle." (Christina
Bucher, Bewegung macht Kinder klug, in: www.familienhandbuch.de)

Zwei Gehirnhälften: Links die Logik und rechts die Intuition

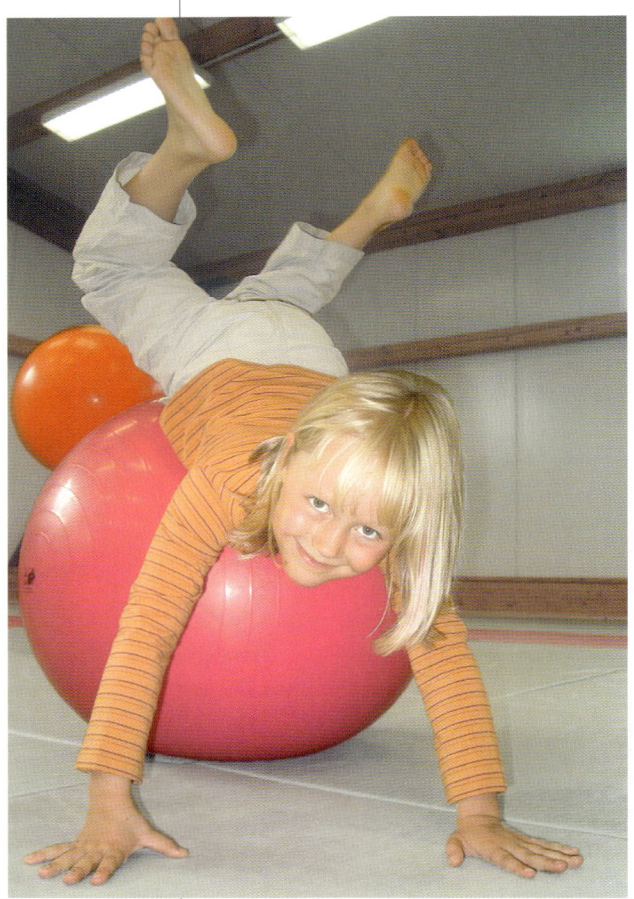

Die beiden Gehirnhälften des Groß-hirns arbeiten im doppelten Sinn unterschiedlich. Sie steuern nicht nur die jeweils gegenüberliegenden Kör-perhälften. Sie verarbeiten auch die-selben eingehenden Informationen auf unterschiedliche Art. Die linke Ge-hirnhälfte (linke Hemisphäre) verar-beitet logisch, rational, objektiv, verbal und analysierend. Die rechte Gehirn-hälfte verarbeitet gefühlsmäßig, intui-tiv, subjektiv, visuell-räumlich und Zusammenhänge herstellend. Die linke nimmt analytisch wahr, die rechte ganzheitlich. Beide Hemisphä-ren arbeiten über das „Corpus callo-sum", den Balken, in der Wahrneh-mung zusammen. Doch wie gut sie das können und welche Gehirnhälfte bei einer Person stärker zur Geltung kommt, das entscheidet sich in der Kindheit. Die individuellen Anlagen und die Bewegungs- und Lebenserfah-rungen eines Menschen prägen das Zusammenwirken. Wissenschaftlich denkende und arbeitende Menschen verfügen über eine dominante linke Hemisphäre. Künstler, kreative Men-schen, die gerne Gefühle oder Körperbewusstsein ausdrücken, verarbeiten über-wiegend mit der rechten Hemisphäre. Unter Stress funktioniert die Zusammenar-beit dieser beider Gehirnbereiche nicht immer reibungslos. Das hat zur Folge, dass ein Kind beispielsweise liest, aber den Sinn des Textes nicht versteht.

Interessant ist, in diesem Zusammenhang darauf hinzuweisen, wie diese Rechts-Links-Blockaden in der pädagogischen Kinesiologie mit Hilfe von Über-kreuzbewegungen aufgelöst werden. Die „Rechts-Links-Koordination" wird da-durch genauso beinflussbar wie die Zusammenarbeit beider Gehirnhälften.

4.3 Die Entwicklung der motorischen Fähigkeiten

Bewegungserfahrungen schenken Kindern Körpererfahrungen, sinnliche Erfahrungen, emotionale, soziale und geistige Erfahrungen – alles Erkenntnisse über die Umwelt, über Menschen, Dinge und die Natur und immer wieder über die erfahrende Person selbst. Je vielseitiger die Bewegungserfahrungen eines Kindes werden, umso mehr wächst das Spektrum seiner Lebenserfahrungen!

Wichtige Bewegungserfahrungen

Das heranwachsende Kind erweitert sein Bewegungsvokabular durch Krabbeln, Gehen, Laufen, Galoppieren, Hüpfen und Springen. Es zieht, schiebt, stößt, trägt, ergreift, schlägt, balanciert und versucht vieles mehr. Ein Kind bewegt sich dann sicher, wenn es die nötigen Teilbewegungen der einzelnen Körperteile gut koordinieren kann, ohne auf dieses Zusammenspiel bewusst achten zu müssen.

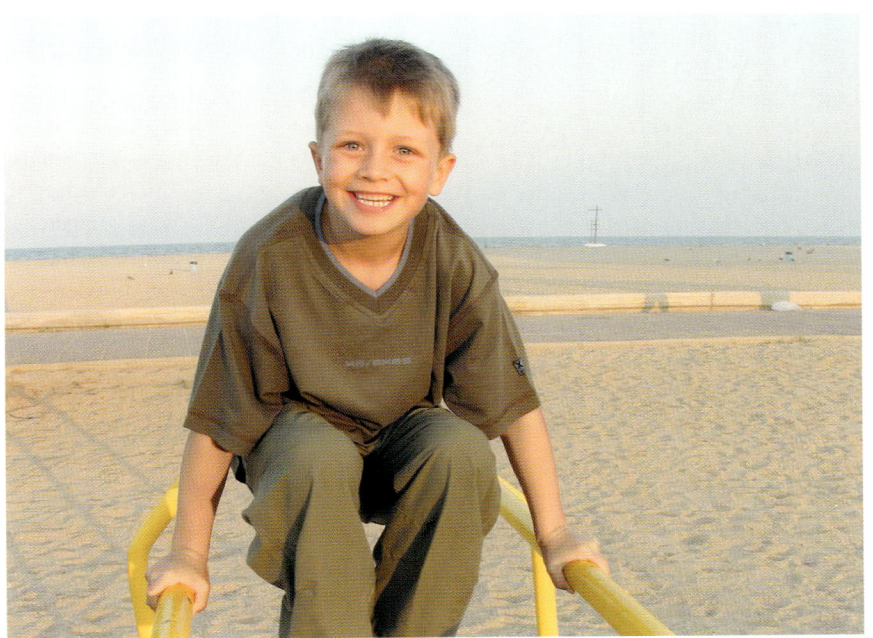

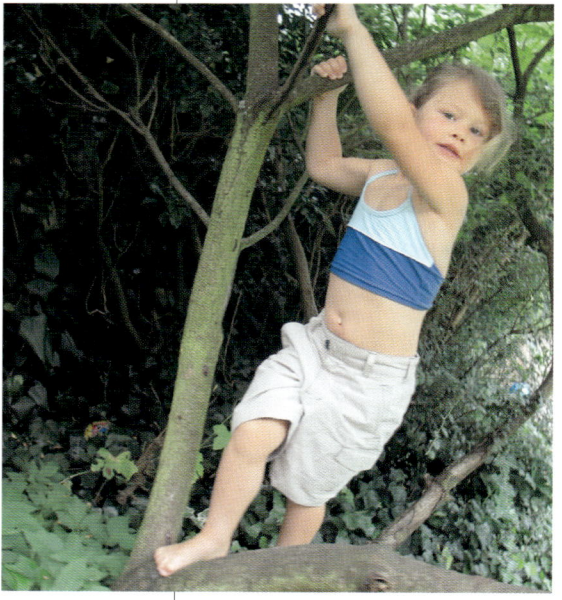

Ein Kind sammelt vielfältige Bewegungserfahrungen durch:

- freies Spielen, Klettern, Balancieren in der Natur,
- körperbetonte Spiele mit Eltern und Geschwistern,
- kreative Spiele mit abwechslungsreichen Materialien,
- bewusst machende Wahrnehmungsspiele,
- Balancespiele für das Gleichgewicht und die aufrechte Haltung,
- Hüpfen, Galoppieren, Federn, Laufen und Springen,
- Übungen für die Arm-Bein-Koordination und Augen-Hand-Koordination,
- fantasievolles Tanzen, Darstellen und
- das Erlernen erster sportartspezifischer Bewegungsabläufe.

Motorisch fit und klug!

Körperlich geschickte Kinder sind sich ihrer körperlichen Fähigkeiten bewusst und fühlen sich sicher in dem, was sie tun. Neue Wagnisse empfinden sie als Herausforderung. Sie verfügen über eine altersgerecht ausgebildete Wahrnehmung, setzen ihre Gliedmaßen gezielt ein und können ihre Kräfte gut einschätzen.

Verbesserungen der motorischen Fähigkeiten schulen auch immer die Wahrnehmungsfähigkeit und Verarbeitung von Sinneseindrücken. So erleichtert eine gute Bewegungsfähigkeit das Lernen in allen Bereichen, auch in den rein kognitiven. Außerdem schulen motorische Handlungen das Denken dadurch, dass Kinder ihre geplante Handlung vorneweg bedenken müssen, bevor sie aktiv werden. Sie führen sozusagen „eine Probehandlung im Geist" aus. Kinder tun dies immer dann, wenn sie versuchen, Risiken abzuwägen und ihr Können einzuschätzen. Mit dieser Situation, in der sie beständig lernen, sind sie durch neue Bewegungsspiele mit ungewohnten Materialien und Partnern immer wieder konfrontiert. Eltern bereiten ihre Kinder also besser auf die Schule vor, indem sie ihnen ausreichende Bewegungserfahrungen ermöglichen, anstatt ihnen erstes Lesen und Schreiben beizubringen. Beim Spiel, Sport, Basteln und Gestalten verfeinern kleine wie große Kinder unaufhörlich ihre Augen-Hand-Koordination und die Überkreuzbewegungen von Armen und Beinen. Gelingen diese altersgemäß gut, so fällt das Schreiben von Buchstaben und Zahlen selten schwer. Insbesondere das Schreiben auf Linien von links über die Körperachse nach rechts kann durch solche Körperbewegungen gut vorbereitet werden.

Doch sollte die Bewegung nicht vorrangig der Vorbereitung und dem Kompensieren von Entwicklungsdefiziten dienen. Bewegungsspiele machen Spaß, schenken Wohlbefinden, Selbstvertrauen und Freude. Sie motivieren Kinder, offen für Neues zu sein und aktiv mitzuwirken. Dabei wird die Bewegung Basis jeglichen Lernens. Vorbeugend, nicht erst kompensierend, bereiten Bewegungsspiele, Sportunterricht, bewegtes Lernen, Freizeitsport und freies Toben die Kinder optimal vor.

Bewegtes Lernen

Die Methode „bewegtes Lernen" wird an deutschen Grund- und Sonderschulen zunehmend beliebter. Sie ist keine „neue pädagogische Welle", sondern altbewährt. Lesen, Schreiben, Rechnen und Sachkunde erlernen Kinder ganzheitlich: Sie werden dabei gefördert, den Lernstoff mit möglichst vielen Sinnen zu erfassen, und verknüpfen das Denken mit konkreten Handlungen.

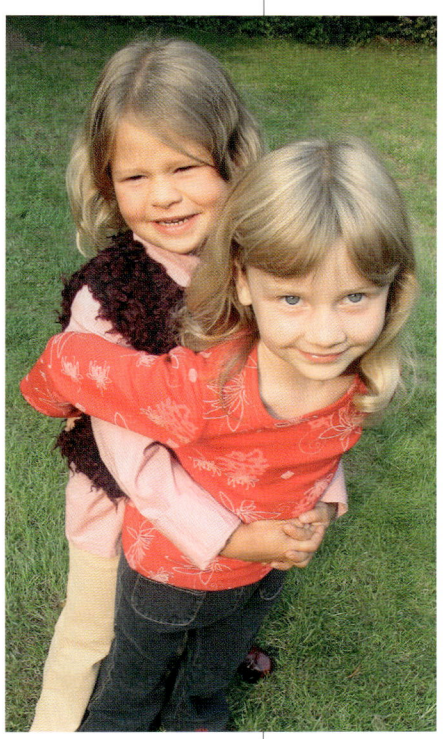

Kinder können auf diese Weise ihre besonderen Stärken, ihre Bewegungslust und ihre sinnlichen Bewegungserfahrungen aktiv einsetzen. Die Devise ist: „Beweg dich doch mal!" statt „Bleib endlich ruhig sitzen!". Die Methode des „bewegten Lernens" knüpft an die kindliche Lebenserfahrung der ersten Jahre an.

Bewegtes Lernen motiviert die Kinder ungemein. Sie dürfen ihren Körper weiter erleben und als Hilfsmittel benutzen, um Lösungen zu finden. Bewegungsfreude und Bewegungserlebnisse schaffen eine positive Einstellung zum Üben. Denn gelernt wird auf spielerische Art. Immer wieder neue Aufgaben mit unterschiedlichen Bewegungs- und Denkansätzen bringen viel Abwechslung in den Schulalltag.

Dieses multi-sensorische Lernen spricht die gesamte Persönlichkeit der Kinder an, nicht nur die kognitiven Fähigkeiten und feinmotorischen Fingerfertigkeiten. Immer mehr Grundschulen nehmen Bausteine der „bewegten Schule" in ihr Schulprogramm auf. Rüdiger Klupsch-Sahlmann, Konrektor, Studienseminarleiter für die Primarstufe und Verfechter der „bewegten Grundschule", benennt diese Bausteine: „Neben dem Sportunterricht und den möglichen Bewegungs-AGs [= Arbeitsgemeinschaften, die Verfasserin], beinhaltet der Unterricht aller Fächer themenbezogenes Bewegen, Bewegungspausen und auch Stille. Der Klassenraum wird zum Bewegungsraum. Und der ideale Schulhof bietet vielfältige Bewegungs- und Erlebnischancen in den Pausen." (Rüdiger Klupsch-Sahlmann (Hg.): Mehr Bewegung in der Grundschule. Grundlagen, Bewegungschancen im Schulleben, Beispiele für alle Fächer, Cornelsen, Berlin 1999, S. 10)

Alle Angebote der „bewegten Schule" dienen nicht nur der Lernförderung, sondern vorrangig den Erlebnisbedürfnissen der Kinder für eine ganzheitlich gesunde und glückliche Entwicklung.

Das Rechnen vorbereiten

Bewegungsspiele im Mathematikunterricht ermöglichen Erfahrungen in den Bereichen der Geometrie und der Arithmetik. Sie machen Größenmengen, Zeitangaben, geometrische Formen und günstige Rechenschritte anschaulich.

Mathematisches Denken ist das Ordnen und Umordnen von Mengen in einem imaginären Raum. Um sich einen solchen „inneren Raum" vorstellen zu können, brauchen Kinder ein intaktes räumliches Bezugssystem, in das die Kinder sich selbst und alle Richtungen einordnen, um sich daran auch gedanklich orientieren zu können. Was ist vorne, unten, rechts und links von mir oder von bestimmten Gegenständen?

Die Orientierung am eigenen Körper ist die erste Stufe für eine gute räumliche Orientierung. Kennen die Kinder ihr eigenes Körperschema? Wissen sie, welche Körperteile sich über- oder untereinander befinden? Von vorne sehen sie sich ständig, indem sie an sich herabschauen oder sich im Spiegel betrachten. Doch kennen sie ihr Körperschema auch von hinten?

Kinder mit guter Bewegungserfahrung, die sich gezielt bewegen können, haben sich den für das mathematische Denken so wertvollen imaginären Raum aufgebaut. Sie können sich als Erstklässler nach rechts und links, vorne und hinten, kreuzend, auf und ab und im Kreis fortbewegen. Sie führen die Schritte verschiedener Fortbewegungsarten vorwärts, rückwärts und seitwärts aus.

Haben sich Kinder beispielsweise oft laufend auf den drei Achsen eines Raumes (Sporthalle, Tanzraum) fortbewegt, dann können sie sich nicht nur in realen, sondern auch in imaginären Räumen orientieren. Die drei Achsen beschreibe ich vier- bis siebenjährigen Kindern als: „die Strecke von rechts nach links", „die Strecke von hier vorne bis da hinten", „die Strecke von weit oben bis zum Boden". Sind die Kinder älter, benenne ich die Achsen auch mit dem Fachausdruck: „die senkrechte Achse der Höhe", „die waagrechte der Seiten" und „die sagittale der Tiefe".

Ist Kindern diese räumliche Orientierung möglich, so fällt der nächste Schritt leicht, Zahlen in einem imaginären Raum an verschiedenen Orten abzulegen und zu kombinieren.

Nun können Erstklässler das Rechnen begreifen:

$$5 + 3 = ❋ ❋ ❋ ❋ ❋ + ◆ ◆ ◆ = 8$$

anstatt nur abzuzählen:

$$5 + 3 = 5, 6, 7, 8 = 8$$

Wer erste mathematische Aufgaben durch das spielerische Auslegen von Material löst, baut innere Bilder auf, die er auch später in komplizierteren Rechnungen mit einbauen kann. Wer aber immer nur zählt, muss es immer wieder von neuem tun.

Subtrahieren- und Dividieren-Lernen kann durch zwei Bewegungserfahrungen unterstützt werden, durch das „Rückwärtsgehen" und das „Wege bewusst zurückgehen". Diese Rückwärtsbewegung mit dem Körper zu erleben, macht diese Bewegung später auch rein gedanklich möglich! Das Rückwärtsgehen zu einem Ziel oder gar auf einer geschwungenen Linie erfordert volle Aufmerksamkeit. Der Gleichgewichtssinn, der Tiefensinn der Muskeln und Gelenke, der visuelle und der taktile Sinn sind äußerst gefordert. Den Schritt nach hinten setzen, den Fuß vom Ballen zur Ferse abrollen, sich kräftig abdrücken, die Arme mitschwingen und einen guten Stand für den nächsten Schritt finden – ist eine koordinative Spitzenleistung.

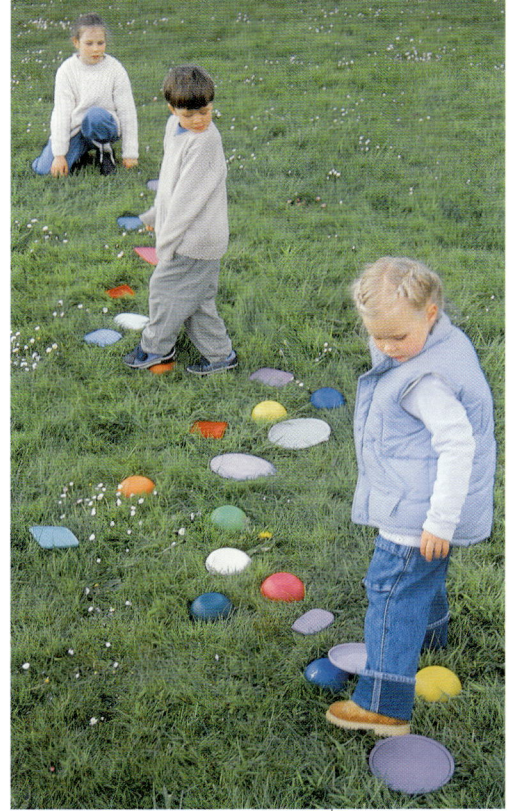

Wege vorwärts und bewusst zurückzugehen in größeren Räumen und auf Spaziergängen macht Spaß. Fordern sie Ihr Kind auf, sich auf dem Hinweg Gegenstände der Reihe nach zu merken, aber zahlenmäßig höchstens so viele, wie das Kind alt ist. Auf dem Rückweg kann es sie in der Reihenfolge erraten, bevor sie zu sehen sind. Später können Sie es auffordern, diese Erinnerung aus dem Gedächtnis zu wiederholen.

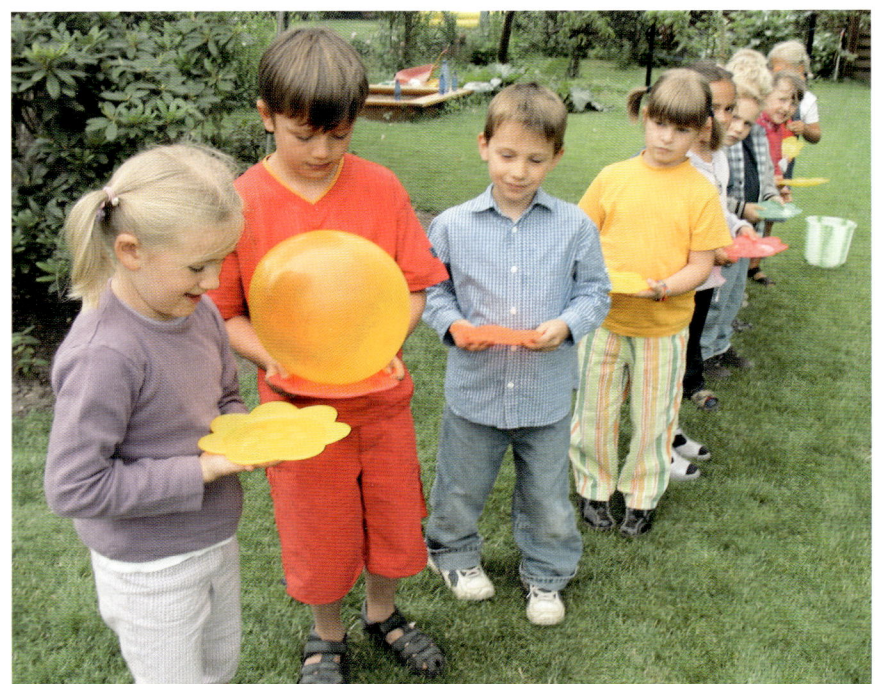

Lesen und Schreiben vorbereiten

Lesen und Schreiben, das Wiedererkennen, Nachzeichnen und richtige Zusammenfügen von Buchstaben, benötigen eine zweidimensionale Orientierung auf dem Papier. Ausreichend gemachte Bewegungserfahrungen im Raum ermöglichen und unterstützen diese zweidimensionale Orientierung.

Eine gute Rechts-links-Koordination wirkt sich nun erleichternd darauf aus, seitenverkehrte Buchstaben (d – b) und ähnliche Buchstaben (n – m) oder Zahlen (6 – 9) voneinander unterscheiden zu können.

Schreiben ist die schwerste motorische und kognitive Herausforderung. Dabei müssen nicht nur die Augen die verschiedenen Zeichen unterscheiden und einander zuordnen können. Dass eine Schreibbewegung von links nach rechts eine Bewegung in eine Richtung ist, auch wenn sie vor dem Körper unsere eigene Senkrechte kreuzt, ist für Kinder zuerst schwer verständlich, in Bewegungsspielen aber gut zu beobachten! Und dass eine Bewegungslinie von links nach rechts auch über Umwege nach oben, unten und wieder nach links geführt werden kann, kennen bewegungsgeübte Kinder bereits von schlangenförmigen Fortbewegungen.

(Hierzu weiterführend: Klupsch-Sahlmann, 1999; Ludwig Koneberg und Gabriele Förder, Kinesiologie für Kinder, Graefe und Unzer, München 1999; Christina Buchner, Brain-Gym & Co., Kinderleicht ans Kind gebracht, VAK-Verlag, Kirchzarten 1997; dies., „Bewegung macht Kinder klug", www.familienhandbuch.de)

4.4 Die Entwicklung der emotionalen und der sozialen Fähigkeiten

In Emotionen steckt Bewegung! Kleine Kinder drücken Emotionen noch mit dem ganzen Körper aus. Und: Sie reagieren direkt auf ihre Emotionen, sie handeln. Größere Kinder lernen, diesen Handlungsimpuls zu kontrollieren. Für das Zusammenleben mit anderen Menschen ist es wesentlich, sich „beherrschen" zu können und zu kooperieren.

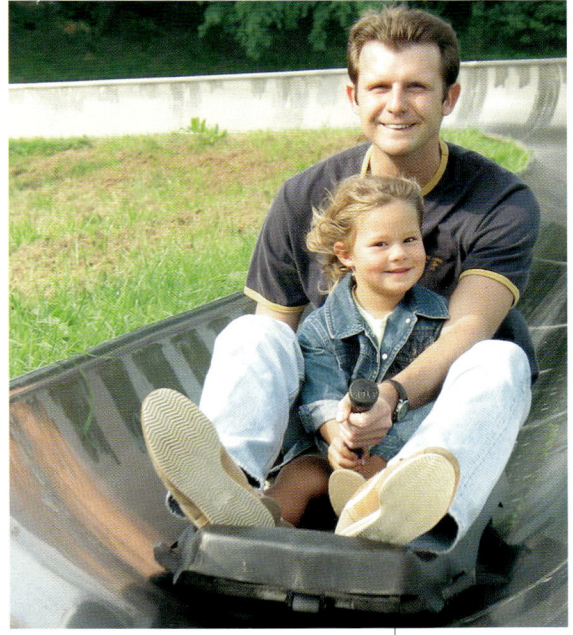

Doch in jedem Gefühl steckt eine Botschaft! Kann ein Kind unterscheiden zwischen Zorn, Trauer, Furcht, Freude, Liebe, Überraschung, Ekel, Scham? Sich seiner Gefühle sicher zu sein, sie öfter herauslassen und ausdrücken zu können, ist notwendig, damit ein Kind sich selbst besser kennen und gleichzeitig sich anderen mitzuteilen lernt. Emotionen intensiv zu erleben, macht das Leben reicher.

Entwicklung von Emotionen

Der Psychoanalytiker René A. Spitz untersuchte die emotionale Entwicklung im ersten Lebensjahr. Interessant und für alle Eltern leicht nachzuvollziehen ist, dass Neugeborene zuerst neben einem „Ruhezustand" der Zufriedenheit nur zu „Unlustäußerungen" bei körperlichen Problemen fähig sind. Drei bis vier Wochen nach der Geburt sind Säuglingen die ersten positiven Gefühle anzusehen. Aus diesen positiven und negativen Äußerungen von Lust und Unlust entwickeln sich ab dem Alter von fünf bis sechs Monaten immer differenziertere Emotionen: Ärger, Abscheu, Furcht und später Eifersucht, aber auch Fröhlichkeit, Liebe und Freude.

Emotionale Intelligenz

Der Begriff der *„emotionalen Intelligenz"* umfasst die emotionalen und sozialen Fähigkeiten eines Menschen. Populär machte ihn 1995 der Wissenschaftsjournalist und Psychologe Daniel Goleman mit seinem Bestseller „EQ – Emotionale Intelligenz" (Daniel Goleman, Emotionale Intelligenz, dtv, München, 15. Auflage 2002).

Beides zusammen, das Denken und das Fühlen, ermöglicht dem Menschen sein individuelles Wissen. Die Verbindung „IQ + EQ", der Intelligenz des Kopfes mit der des Herzens, könnte nach Goleman eine glücksversprechende Erfolgsformel werden.

Emotionale und soziale Fähigkeiten

„Mit Gefühlen und Bedürfnissen umgehen können, für sich allein und im Zusammensein mit anderen – das bezeichnen wir als *emotionale und soziale Fähigkeiten.*" (S. Pfeffer, Emotionales Lernen, S. 15)

Emotionale und soziale Fähigkeiten sind erlernbar. Sie bestimmen die Kooperationsfähigkeit eines Menschen. Kooperativ fähige Kinder erleben auch Konflikte, können sie aber oftmals geschickt lösen. Sie meiden die vergiftende Wirkung von Niederlagen und Unterdrückung, suchen gerne eine gemeinsame Lösung, können sowohl nachgeben als auch sich durchsetzen. Durch ihre sozialen Fähigkeiten erlangen Kinder mit zunehmendem Alter eine immer bessere Menschenkenntnis.

Den folgenden Fähigkeiten kommt in unserer heutigen Gesellschaft besondere Bedeutung zu:

1. **Selbsterkenntnis**: die Wahrnehmung und der Ausdruck der eigenen körperlichen Zustände, Gefühle und Bedürfnisse;
2. **soziale Sensibilität/Empathie:** die Fähigkeit, die Gefühle, Bedürfnisse, die Lage anderer Menschen verstehen und sich auf sie einstellen zu können;
3. **Selbstbeherrschung**: die Fähigkeit, angemessen agieren und reagieren zu können mit dem Ziel der Ausgeglichenheit und Impulskontrolle, der Handhabung von Stress und Angst;
4. **sprachliche Verständigungsfähigkeit**: das Vermögen, sich mit einer differenzierten Sprache und Körpersprache über Ideen, Empfindungen, Ziele, gegenseitige Hilfen ausdrücken zu können und dies auch zu tun. Erfahrungen werden durch Sprache zu Begriffen und sind so leichter zu speichern;
5. **Regelverständnis**: einfache Regeln verstehen und einhalten;
6. **Motivation**: die natürliche Wissbegierde und den kindlichen Entdeckerdrang behalten. Menschen mit hoher Motivation sind leistungsbereit, stellen sich höhere Erwartungen und gehen positiv denkend vom eigenen Erfolg aus;

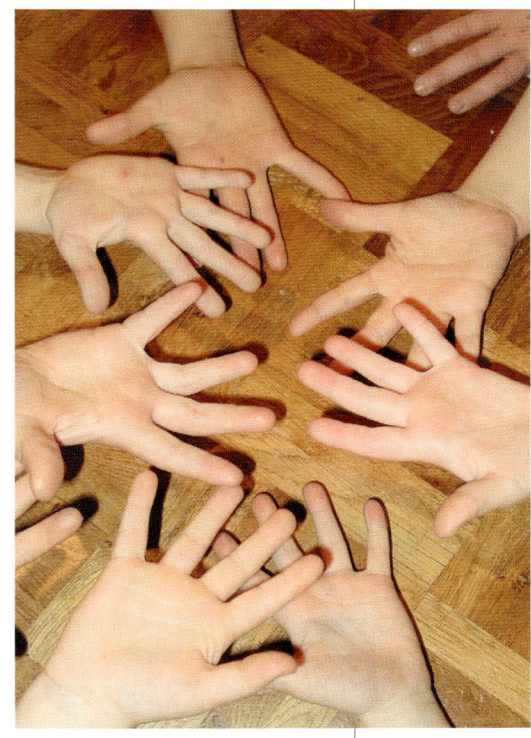

7. **Optimismus**: unsere Sichtweise und persönliche Haltung bestimmen unsere Wahrnehmung von Menschen und Dingen, von dem, was wir im Leben erwarten, wie wir uns einbringen, wie wir Erlebtes erklären und beurteilen;
8. **Problemlösungskompetenz**: die Fähigkeit, mehrere mögliche Lösungen zu erkennen und abzuwägen. Wichtig sind dabei strategisches Denken und Selbstvertrauen;
9. **soziale Fähigkeiten**: wenn Kinder Beziehungen zu einem anderen Kind oder in der Gruppe aufnehmen und vertiefen möchten, sind vier Fähigkeiten besonders wichtig: die Bindungsfähigkeit, die Fähigkeit, über Gefühle und Anliegen zu sprechen, die Fähigkeit, in Konflikten Lösungen auszuhandeln, und die Fähigkeit, sich abwechselnd unterordnen und durchsetzen zu können.

Soziale Kompetenzen

Soziale Kompetenzen sind ein wesentlicher Bestandteil der emotionalen Intelligenz. Kinder erfahren sie durch das alltägliche Zusammenleben in der Familie, in der Spiel- und Kindergartengruppe, in der Klassengemeinschaft, in Sport- und anderen Freizeitgruppen.

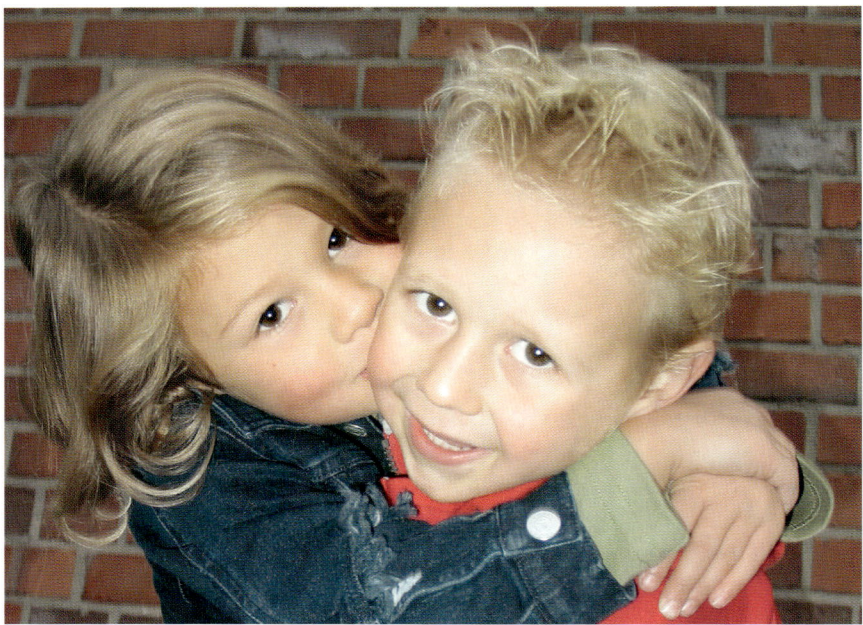

Kinder brauchen Kinder! Frühe Freundschaften sind wichtig. Mit ihnen und durch sie lernen Kinder am meisten. Wir Erwachsene sind mit unserem Vorbild Beispiel, doch können Kinder soziale Erfahrungen nur selbst machen. Altersgemischte Gruppen sind dafür ideal, denn sie bieten Kindern die Chance, erst als „Kleine" und später als „Große" sich gegenseitig zu helfen, zu achten und aus der Nähe kennen zu lernen.

Die im Spiel auftretenden Probleme sind wunderbare Anlässe, um Grundregeln des guten Umgangs miteinander zu üben. Kinder trainieren auf diese Weise, andere Menschen zu verstehen und mit ihnen zu kooperieren. Mit der Zunahme an emotionalen und sozialen Kompetenzen erhalten sie eine immer bessere Menschenkenntnis und eine gute Intuition. Sie werden emotional und sozial klug!

5 Materialien für den Einsatz bei Bewegungsspielen

Materialien für Kleinkinder

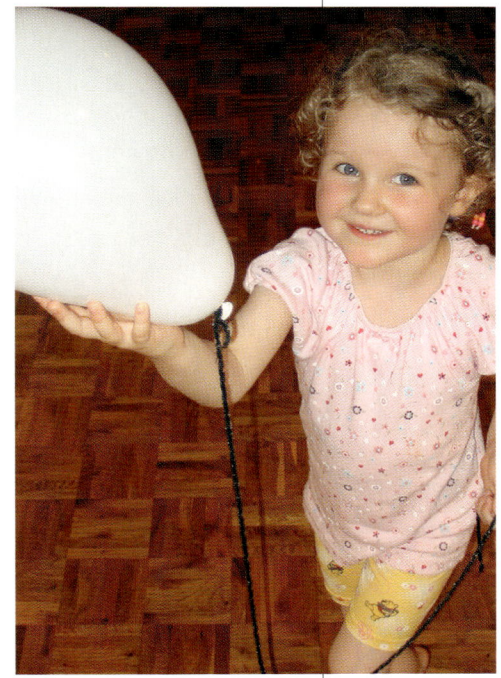

Für Bewegungsspiele mit Kindern unter 4 Jahren eignen sich große Spielgeräte zur Förderung des Gleichgewichtsinns und für die erste grobmotorische Entwicklung. Solche Geräte können sein: Schaukeln, Hängeleitern, Wippen, Rutschen, Schubkarren, Klettergerüste, Rollbretter, Trampoline, Tonnen oder Kriechtunnel und Matratzen.

Materialien für Kinder von 4 bis 10 Jahren

Hier bieten sich Materialien und Spielobjekte aus dem Haushalt und der Natur an, denn sie faszinieren kleine wie große Kinder am meisten. Doch beachten Sie bitte: Bei den Spielen mit Regenschirmen und Glasflaschen müssen wir Erwachsenen besonders auf die Sicherheit achten (siehe Hinweise bei diesen Spielen). Auf welche Weise ein Kind seinen Fähigkeiten entsprechend mit diesen Objekten spielen kann, wird es uns während des Spiels selber zeigen. Probieren Sie die Spiele dieses Buches einfach mit den dort angegebenen Materialien aus und erleichtern oder erschweren Sie die Spiele bei Bedarf selbst oder tauschen Sie einfach die Materialien aus.

Für die in den vier Kapiteln des praktischen Teils vorgestellten Spiele bieten sich die folgenden Materialien an:

1. Koordinationsspiele (Kapitel 1 des praktischen Teils):
   Riesenluftballons, Bälle aller Größen, kurze Rundhölzer, Schwämme, kleine Wasserballons, Wollfäden, Seile, Regenschirme, Eimer, Flaschen, Frisbees

2. Kooperationsspiele (Kapitel 2 des praktischen Teils):
   Linsen- und Bohnensäckchen, Krepppapier und Schaschlikstäbchen, Tücher, Plastiktüten, Taschenlampen, Stühle, Hosengummi, breite Gymnastik-Gummibänder
3. Entspannende Spiele (Kapitel 3 des praktischen Teils):
   Kissen, kleine Tücher und Sand, Zeitungspapier, Wasser mit Farbe und kleinste Mengen von Lebensmitteln, große Wasserballons, Massageöl oder Creme
4. Gestaltende Spiele (Kapitel 4 des praktischen Teils):
   Naturmaterialien aus dem Garten, dem Wald oder vom Strand, Schnüre, kurze Astgabeln, Bambusstäbe oder Zweige, Hölzer aller Art, auch Latten und Bretter, Backsteine, Plastikflaschen samt Hammer und Nägeln, Weidenäste für das Tippi-Bauwerk.

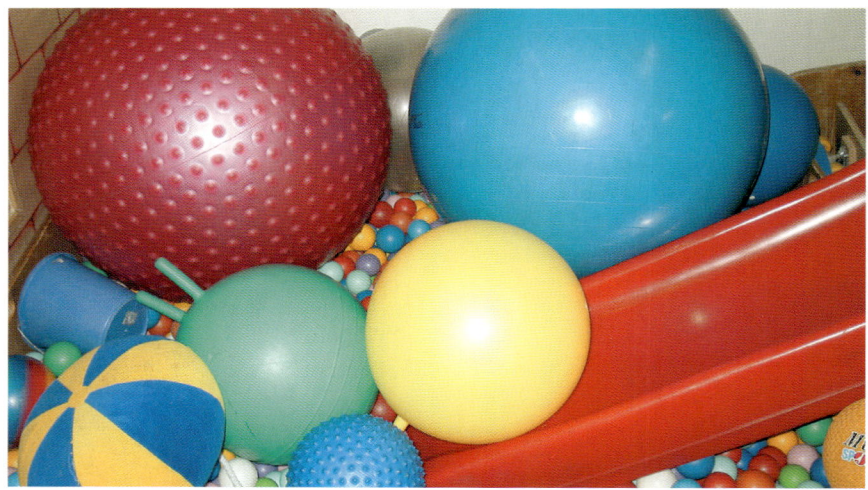

Was kosten die Materialien?

Wenig! Sind sie nicht schon im Haushalt vorhanden, so leihen Sie sie doch bei den Familien der mitspielenden Kinder aus. Die Naturmaterialien können gesammelt oder in der Nachbarschaft besorgt werden. Viele Hobbygärtner sind froh, das Schnittgut abgenommen zu bekommen. Die breiten Gymnastikbänder (Thera-Bänder) und großen Gymnastikbälle (PEZZI-Bälle) gibt es in Sanitätshäusern oder, günstiger, bei vielen Krankenkassen zu kaufen. Manche Sportvereine verleihen sie auch. Alle anderen Materialien sind für wenig Geld zu kaufen und für unzählige Spielstunden verwendbar.

6 Wie fördern Sie Ihr Kind?

Praktische Anregungen

Die Welt der Kinder bietet unzählige Möglichkeiten an Bewegungs- und Wahrnehmungserfahrungen. Eltern, ErzieherInnen und LehrerInnen können Anregungen geben, wenn den Kindern eigene Ideen oder das Zutrauen fehlen. Dass und wie Kinder spielen, ist wichtiger, als mit was sie spielen! Sinnliches Vergnügen, Spaß, Geborgenheit und Sicherheit sind die besten Voraussetzungen, damit Kinder Wissen und Können sammeln. Außerdem machen sie bei diesen Spielen zwei der wichtigsten Lernerfahrungen überhaupt: Nämlich die, dass man selbst verantwortlich ist für sein Tun und dass Üben die Leistung verbessert.

Spielnachmittage und kurze Spielzeiten

Sie können mit einzelnen Materialen ganze Spielnachmittage gestalten! Mit jedem Material sind unzählige Spiele und vielfältige Bewegungsformen möglich. Haben Sie im Buch vorgestellte Spiele ausprobiert, vielleicht ein paar Spielstationen gemeinsam aufgebaut, so werden die Kinder bald eigene Ideen verwirklichen wollen. Sie können drinnen wie draußen ganze Bewegungslandschaften aufbauen. Lassen wir den Kindern genügend Zeit, dann wird einfallsreich und hoch motiviert ausprobiert, was möglich ist.

Besonderen Spaß haben Kinder, wenn sie einander eigene Ideen vormachen können und wenn sie immer wieder zusammen spielen oder gemeinsam an einer Sache arbeiten können. Finden sie nicht von allein im Spiel zusammen, so können wir Erwachsene sie dabei unterstützen, indem wir eine Zeit lang mitmachen.

Kinder brauchen aber nicht nur ganze Spielnachmittage, sondern auch kurze Spielzeiten als Auszeiten im Alltag: in der Schule, zwischen Schule und Hausaufgaben, vor dem Nachmittagsprogramm oder vor dem Schlafengehen. Schon fünfzehnminütige Spielzeiten lassen Kinder aktiv entspannen und ihren Stress abbauen. Im Spielen befreien sie sowohl ihren Kopf wie auch ihren Körper von Anspannungen. Sie fühlen sich wohl und finden wieder zu einer inneren Ruhe. In diesem ausgeglichenen Zustand entwickelt sich neue Aufmerksamkeit und sie sind rasch wieder bereit, sich neu zu konzentrieren.

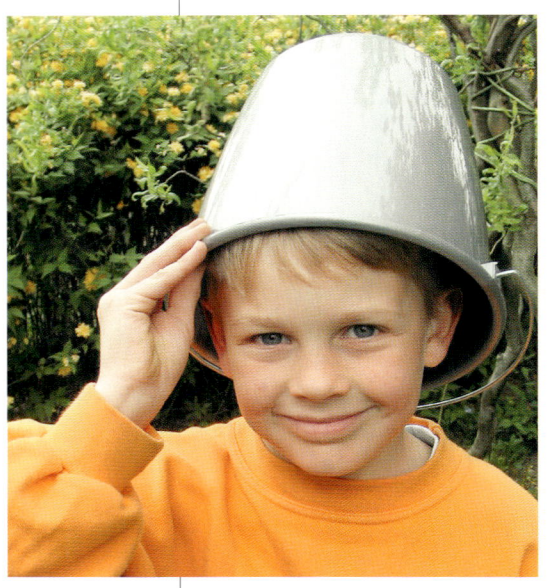

Zuhören und Hinhorchen üben

Beim Spielen, Besprechen und Regeln aushandeln üben Kinder, anderen aufmerksam zuzuhören. Es ist wichtig, sie dazu aufzufordern, tun sie es nicht von selbst. Konzentriert zuzuhören und Gesagtes zu verstehen, ist genauso wichtig wie das Hinhören auf die eigenen Gefühle und Körperempfindungen. Zuhören und hinhören können ist eine bedeutsame Wahrnehmungsfähigkeit, ohne die sich alle anderen intellektuellen Fähigkeiten, insbesondere die Sprach- und Ausdrucksfähigkeit, nicht gut entwickeln können.

Bewegungsspiele und Sportarten

Zusätzlich zu allen Bewegungsspielen empfehle ich kreativen Kindertanz, Turnen, Judo, Leichtathletik, Ballsport, Schwimmen und alle anderen Sportarten, in denen kindgerecht unterrichtet wird. Ab dem Vorschulalter können Sie Kinder festgelegte, sportartspezifische Bewegungen üben lassen. In den meisten Sportarten ist der Anfängerunterricht für Kinder sehr vielseitig in seinen Bewegungen und der körperlichen Beanspruchung. Gut, wenn der Trainer/die Trainerin eine pädagogische Ausbildung absolviert hat und altersgerecht auf die verschiedenen Altersgruppen eingehen kann.

Ich bin der Meinung, dass es einem Kind ab dem Alter von fünf Jahren nur gut tut, entweder Unterricht in zwei Sportarten je einmal die Woche zu besuchen oder eine Sportart und viele Bewegungsspiele kennen zu lernen oder eine Sportart und musikalische Früherziehung oder Werken zu besuchen. Freiwilligkeit und eine vertrauensvolle Atmosphäre sind Voraussetzung dafür, dass Ihr Kind Lust darauf bekommt und Mut für Neues gewinnt.

Ein gesunder Wechsel von Anspannung und Entspannung in den Bewegungsstunden wie auch im Tagesplan überhaupt sind unbedingt notwendig! Auch die Bewegungsspiele selbst können entspannend und ausgleichend wirken. Sie finden eine große Auswahl an entspannenden Spielen im dritten Kapitel des Praxisteils dieses Buches. Gerade in müdem oder gestresstem Zustand sind Bewegungsspiele ein Genuss!

Teil II:
Praxis

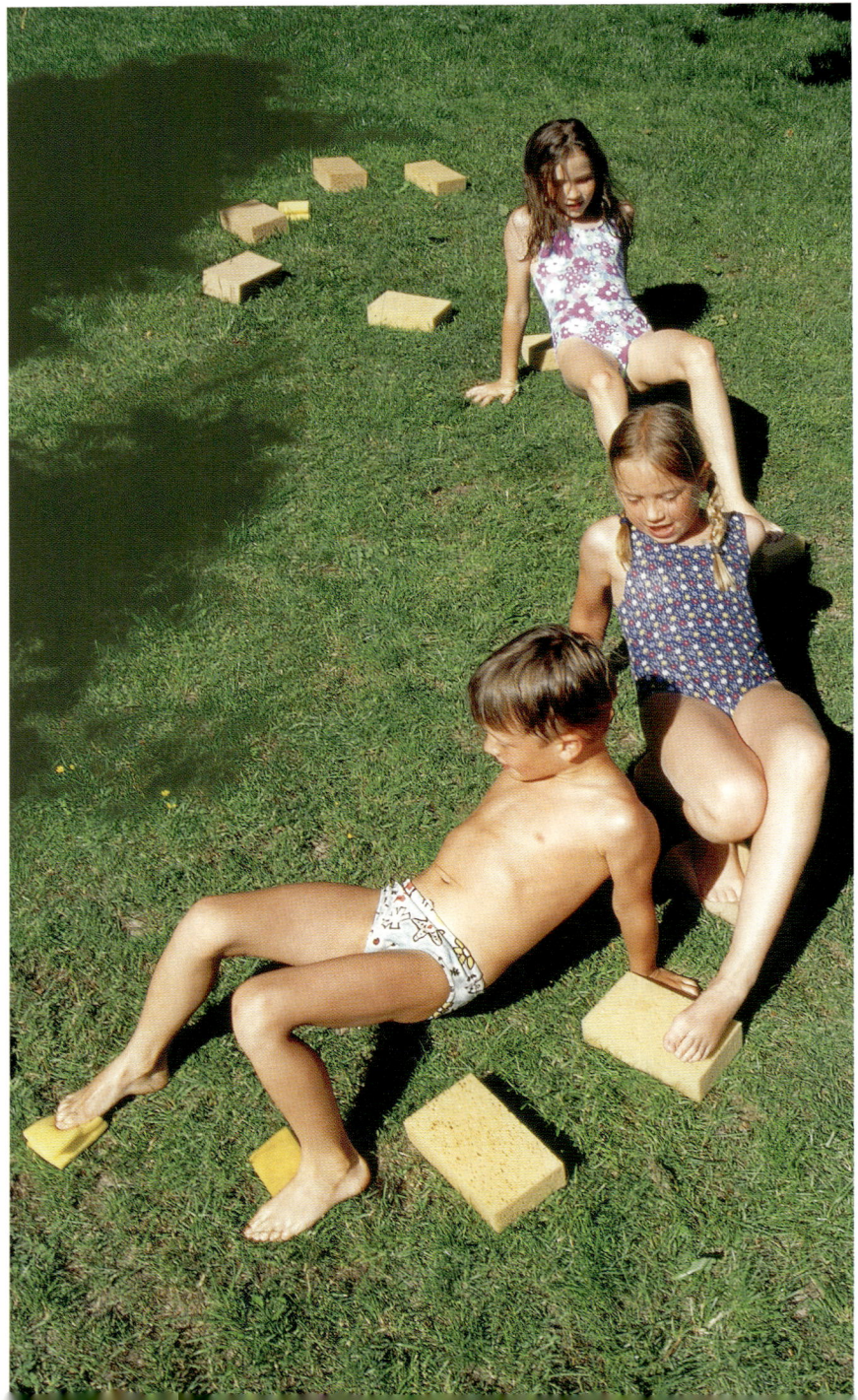

1 Koordinationsspiele

Wann hat ein Mensch eine gute Koordination? Diese Frage ist nicht kurz und knapp zu beantworten, denn meistens bewerten Fachleute wie Laien einzelne motorische Fähigkeiten unterschiedlich. Doch erst alle diese Fähigkeiten zusammen machen eine gute Koordination aus.

Über eine ausgezeichnete Koordination verfügt, wer sich im Alltag geschickt und geschmeidig und beim Tanzen oder im Sport vielseitig und gezielt bewegen kann! Dann sind körperliche Gewandtheit (das ganzkörperliche Zusammenspiel, insbesondere von Armen, Beinen und Kopf) und Geschicklichkeit (die Feinmotorik der Hände und Füße) differenziert ausgebildet. Wichtige Faktoren sind außerdem ein gut ausgebildeter Gleichgewichtssinn und eine aufrechte Haltung sowohl in der Ruhe als auch in der Bewegung.

Haben alle Spitzensportler eine gute Koordination? Spitzensportler, selbst Profisportler, sind Fachleute in ihrer Sportart, in den speziellen Bewegungen, die sie jahrelang trainiert haben. Neue Bewegungen erlernen sie schneller als bislang eher bewegungsunerfahrene Menschen, doch kostet es auch sie Mühe und Konzentration. Ich hatte in den vergangenen Jahren Gelegenheit, Profifußballern Tanzen und Gymnastik zu lehren. Diese beiden Disziplinen sind für erwachsene Sportler häufig so sinnvoll wie vielseitige Bewegungsspiele für Kinder. Sie sollten immer dann eingesetzt werden, wenn ein sportartspezifisches Training nur bestimmte Bewegungsabläufe und Muskeln anspricht. Eine allgemeine Koordinationsschulung ist nicht nur gesund für die kindliche Entwicklung und günstig zur Vorbereitung von speziellen Sportarten, sondern bringt Kinder wie Erwachsene jederzeit in ihrer Lieblingssportart weiter. Sie bewirkt Bewegungsvielfalt und einen gesunden Ausgleich von Muskelspannungen. Durch eine angestrebte Vielfalt von Bewegungen werden möglichst alle Muskeln des Körpers beansprucht. Die von Natur aus zur Verkürzung neigenden Muskelgruppen und die in der Lieblingssportart überwiegend trainierten Muskeln werden gelockert.

Koordinationsspiele sind immer förderlich für eine gute Haltung, wenn sie die Gelenke funktionsgerecht belasten, abwechslungsreich angeboten werden und möglichst oft zum Balancieren animieren! Selbst sportliche Menschen haben häufig eine schlechte Haltung im Sitzen und Stehen. Zwar verfügen sie über ein gutes Körperbewusstsein und sind zumeist beweglicher als Nichtsportler. Doch gerade einseitig trainierten und häufig verspannten Sportlern ist eine aufrechte, gelöste

Haltung nur schwer möglich. Eine gute Haltung haben Menschen im Sitzen, Stehen, Gehen und in all ihren Bewegungen, wenn sie sich strecken und die einzelnen Körperteile von unten nach oben gegen die Schwerkraft lotrecht aufbauen!

Unsere Körperhaltung hat aber auch viel mit unserer inneren Einstellung, mit unserem Selbstbewusstsein und unserer Offenheit gegenüber anderen Menschen und neuen Situationen zu tun. Positiv denkende Kinder, die bewegungslustig die Spielmöglichkeiten ihrer Umgebung nutzen, verfügen fast immer über eine aufrechte, in sich bewegliche Haltung. Natürlich können angeborene Fuß-, Hüft- oder Rückenschwächen dies behindern. Doch auch zum Vorbeugen und Ausgleichen dieser Schwächen ist Bewegung das beste Heilmittel.

Ab einem gewissen Alter müssen wir uns unsere Haltung ganz bewusst machen, damit wir sie verbessern können. Und dies so lange, bis sich die „Nachkorrektur" unserer Haltung quasi „automatisiert" hat. Dies zu üben, ist spielerisch bereits mit Grundschülern möglich (siehe Kapitel 1.3: „Spiele für eine aufrechte Haltung"). Jüngeren Kindern bietet man Balancespiele an (siehe Kapitel 1.1: „Die Fortbewegungsarten"). Um das Gleichgewicht in der Bewegung halten zu können, strecken sich Kinder automatisch. Vielleicht nicht beim ersten Versuch, doch werden sie rasch erkennen, dass es ihnen durch das Strecken leichter fällt, das Gleichgewicht zu bewahren und sich sicher zu bewegen. Eine aufrechte Haltung wäre in der Starre um ein Vielfaches anstrengender und nur kurzfristig möglich! In der aufrechten Haltung verspannt man seine Muskeln nicht wie einen festen Gurt, sondern lässt sie locker, damit feine Schwankungen mit kleinen Gegenbewegungen ausgeglichen werden können.

Eine gute Haltung ist für mich ein genauso wichtiger Bestandteil der Koordination wie die allgemeine Gewandtheit oder die spezielle Geschicklichkeit eines Menschen. Weitere Bedingungen für eine optimale Koordination sind gesunde Füße, ein bewegliches Becken, Balancefähigkeit, eine gute Körperwahrnehmung und eine ausgewogene Muskulatur.

1.1 Die Fortbewegungsarten – Basis aller Koordinationsspiele

Gehen, Laufen, Hüpfen, Galoppieren, Federn, Springen, Rollen, Krabbeln, Kriechen, Schwingen und Drehen – auf diese Weisen bewegen sich Kinder von der Stelle fort und erschließen sich die Wege in ihrer Umwelt.

Mit ihnen gehen sie auf Menschen oder Objekte ihres Interesses zu. Die Fortbewegungsarten sind Teil unseres genetisch vorbestimmten Bewegungsrepertoires, so wie die Mimik, unsere Handbewegungen oder die aufrechte Haltung. Sie sind motorisch und rhythmisch die Basis der im Leben notwendigen Bewegungsvielfalt. Säuglinge drehen sich, kriechen und krabbeln. Diese Formen der Fortbewegung bleiben ein Leben lang wichtig. Sie beinhalten die so wesentliche Überkreuzkoordination von Armen und Beinen über die senkrechte Körperachse nach rechts und links und über die waagrechte Achse nach oben und unten.

Gehen, Laufen, Federn und Galoppieren sind in einfacher Form kleinen Kindern schon grobmotorisch möglich. Vorschulkinder sollten auch Hüpfen, Seitgalopp, Springen und Drehungen im Gehen beherrschen bzw. üben. Ich betone „sollten", weil dies heute leider nicht mehr selbstverständlich ist. Doch gerade diese ganzkörperlichen motorischen Fähigkeiten brauchen Kinder im Alltag, um sich sicher bewegen und um mit anderen Kindern spielen zu können. Durch diese Fähigkeiten werden Bewegungen wie Seilchen springen, auf Bäume klettern, Hüpfkästchen springen u. a. erst möglich. Kinder, die die Fortbewegungsarten gut beherrschen, verfügen früher über eine gute Feinmotorik, da sich diese spielerisch in der Bewegung von einem Ort zum anderen am besten entwickelt. Grundschüler können alle Fortbewegungsarten in vielfältigen sportlichen oder tänzerischen Variationen erlernen. Wer sie einmal beherrscht, verliert sie nie wieder und wird sich im Alltag und beim Sport immer geschmeidig bewegen können.

Egal, wie alt ein Kind ist, wenn wir sein Bewusstsein auf die verschiedenen Fortbewegungsarten lenken, so erkundet es dabei doch immer die Bewegungsmöglichkeiten seiner Beine und Füße. Je mehr Fortbewegungsarten es beherrscht, desto differenzierter wird es seine Beine einsetzen können.

Balancespiele in der Fortbewegung motivieren zu zielgerichteten Bewegungen, die hohe Anforderungen an das kindliche Gleichgewicht stellen und damit sowohl die Balancefähigkeit wie auch die Bewegungsgeschmeidigkeit besonders schulen. Sie unterstützen das anfangs noch grobe Zusammenspiel der Arm-, Bein- und Rumpfmuskeln. Für Kinder im Kindergartenalter sind sie daher von besonderer Bedeutung, denn dieses Alter ist, entwicklungsphysiologisch gesehen, die sensible Phase für grobmotorische Ganzkörperbewegungen. Wer sie in diesem Alter nicht erlernt, für den ist es später schwerer, sie aufzuholen, und er hinkt dann nach, wenn andere Kinder feinmotorisch Riesensprünge machen.

Deshalb sollten Kindergartenkinder und Erstklässler möglichst viel im Freien oder in Hallen zusammen spielen und toben. Dort haben sie viel Platz und müssen sich automatisch über längere Strecken fortbewegen. Beim Kindergarten- und Schulsport können die Fortbewegungsarten nach und nach mit einbezogen werden. Alle Strecken, die die Kinder in einer Halle zu überwinden haben, können genauso gut seitwärts oder rückwärts laufend, hüpfend, galoppierend, krabbelnd oder auch springend bewältigt werden.

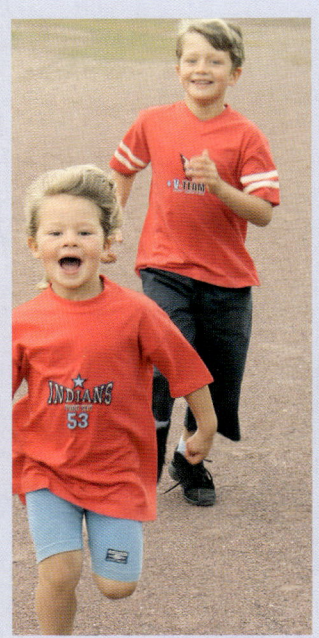

Weitsprung mit Anlauf

Um möglichst weit in den Sandkasten hineinspringen zu können, rennen die Kinder eine Anlaufstrecke von etwa 20 Metern so schnell sie nur können. Knapp vor dem Sandkasten wird einbeinig abgesprungen.

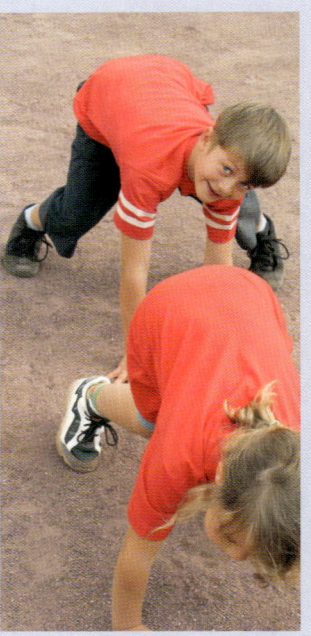

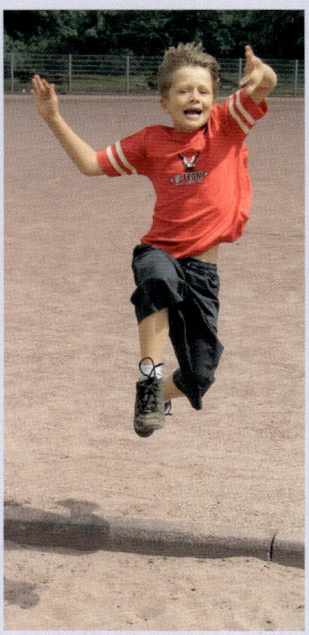

Fairer Wettlauf

Zwei Kinder laufen eine längere Strecke, z. B. eine Runde um den Sportplatz, aber nicht um die Wette, sondern so, dass sie sich mit der vorderen und hinteren Position extra mehrmals abwechseln. Auf diese Weise können kleine und große Kinder gut zusammen spielen, ohne dass sich einer ärgert.

Krabbelnde Vierfüßler

Auf Händen und Füßen krabbeln die Kinder eine zuvor abgesteckte Strecke. Im Vierfüßlergang geschickt und zügig krabbeln zu können, ist eine besonders wichtige koordinative Fähigkeit, weil mit ihr besonders die Überkreuz-Koordination geschult wird.

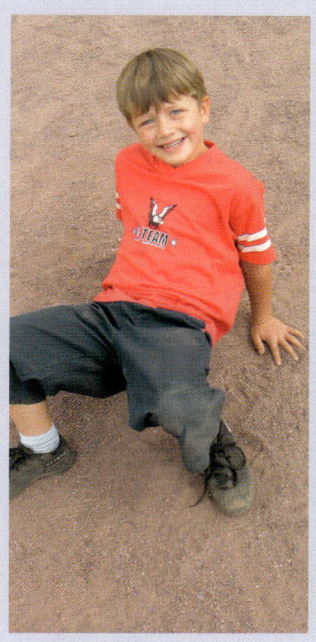
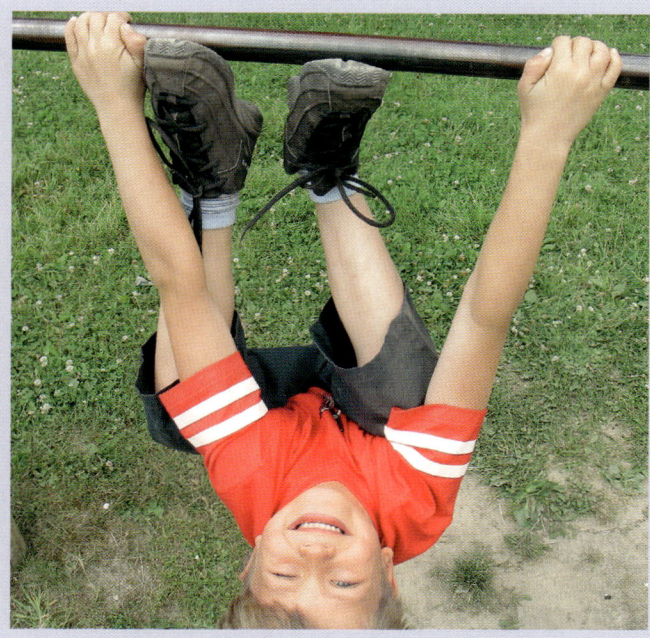

Spinnenkrabbeln

Rücklings auf den Händen und Füßen zu krabbeln, erfordert Gewandtheit und Kraft. Es fällt den Kindern leichter, wenn sie zuerst mit den Füßen voran krabbeln und erst danach mit dem Kopf voran.

An Turnstangen

Auch an Turnstangen können Kinder üben sich fortzubewegen. Sie versuchen oben auf der Stange zu sitzen und von einem Ende zum anderen vorwärts zu rutschen. Sie rollen im Purzelbaum um die Stange oder hängen herab. Reichen sie mit den Händen bis zum Boden, so können sie sich in den Handstand abstützen.

1.2 Zeigt her eure Füße! – Gesunde Füße!

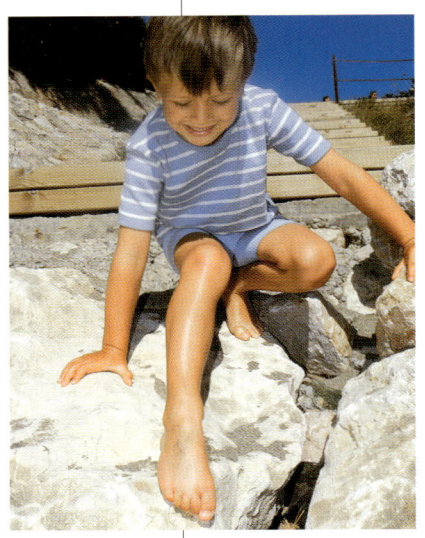

Ohne Schuhe zu laufen und mit nackten Zehen zu spielen ist das beste Fuß-Training. Der Strand im Urlaub, die Wiese und der Sandkasten zu Hause sind herrliche Spielplätze für unsere Füße. Bewegungsspiele, die die Füße kräftigen und beweglich machen, beugen Fußschäden vor und wirken bereits bestehenden Fußschwächen der Kinder entgegen.

Nackte Füße können streicheln, reiben, klopfen, klatschen, ertasten, zugreifen, anstupsen und wegstoßen – beinahe so gut wie unsere Hände! Je öfter und je vielseitiger die Füße bewegt werden, umso gesünder wachsen sie heran. So sind gesunde Füße nicht nur eine Frage der Veranlagung und des Schuhwerks, sondern auch das Resultat der Bewegungen, die wir ihnen über Jahre ermöglichen. Neigt ein Kind bereits zu Knick-, Senk- und Spreizfüßen, zu X- oder O-Beinen, dann helfen abwechslungsreiche Fußspiele die Muskelschwächen auszugleichen.

Krankengymnastik und Gesundheitssport bieten hierfür einen großen Schatz an Bewegungsspielen an. Welche Bewegungen für das einzelne Kind besonders wichtig sind, hängt von den Fußschwächen eines Kindes, von seiner Haltung und Motorik ab. Doch gibt es Bewegungsspiele, die auf alle kleinen und großen Füße gesund wirken. Ideal sind einfache Koordinationsübungen mit einem Seil, Tuch oder Ball, die die Füße beweglich und elastisch machen. Sie sind auf einer Wiese oder am Strand ebenso möglich wie im Kinderzimmer. Wichtig sind auch kräftigende Übungen, die die Muskeln der Fußgewölbe stärken, z. B. das Gehen auf dem Vorfuß oder das Greifen von Stoff mit den Zehen (siehe Seite 49). Als kleine Spiele zwischendurch oder als Bewegungsaufgaben in der Gruppe mit Wettbewerbscharakter machen diese Übungen kleinen Kindern genauso viel Spaß wie Schulkindern.

Alle denkbaren Varianten des Gehens und des Balancierens tun kleinen und großen Füßen gut. Die Kinder gehen auf der Ferse, der Fußaußenkante, dem Ballen, stampfen ihre Schritte flach auf oder rollen den Fuß Schritt für Schritt von der Ferse ab. Abwechselnd ausprobiert, werden die verschiedenen Fußmuskeln ausgeglichen beansprucht. Wie gehen denn die Pinguine – auf der Ferse? Wie gehen o-beinige Fußballspieler?

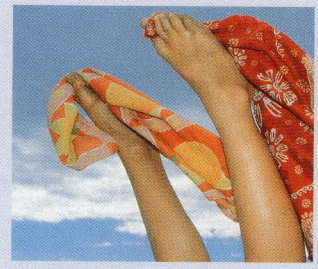

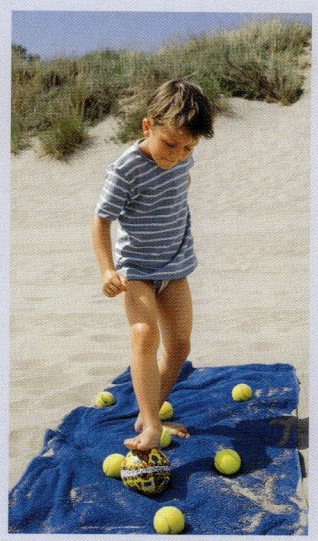

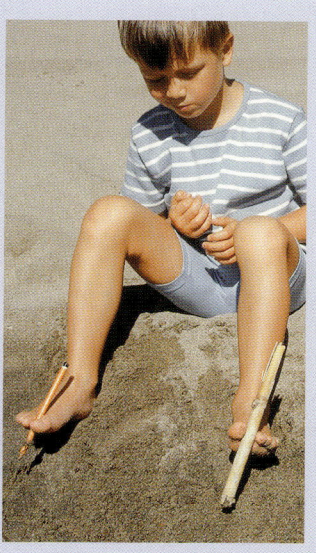

Fahnen in die Luft!

Halstücher oder Küchentücher lassen sich gut mit den nackten Zehen ergreifen: Im Sitzen oder Stehen wird die Fußsohle mit gespreizten Zehen auf ein Tuch gedrückt, dann krallen sich die Zehen zusammen, sodass sie das Tuch festhalten. Mit einem oder zwei Tüchern an den Füßen können die Kinder auf den Rücken rollen, probieren, eine Kerze zu machen oder die Tücher hinter dem Kopf abzulegen.

Slalom für die Füße

Auf einem Handtuch liegen gleichmäßig verteilt viele Tennisbälle. Jedes Kind rollt mit seinen nackten Füßen einen größeren Ball von einem Ende des Handtuchs bis zum anderen, aber immer so eng an den Tennisbällen vorbei, dass es möglichst viele von ihnen mit dem großen Ball berührt.

Schreibende Füße

Es ist gar nicht so leicht, mit den Zehen einen dicken Stift oder einen kurzen Zweig festzuhalten und im feuchten Sand Formen, Zahlen oder Buchstaben zu malen. Aber es macht Spaß!

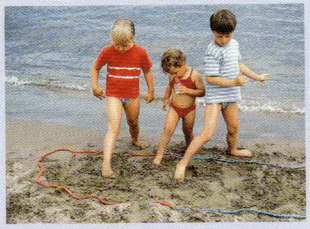

Sandmalerei

Mit zwei Seilen wird der Rahmen eines Gemäldes in den glatten Sand gelegt. Dahinein wird nun von allen Seiten ein Sandgemälde gemalt, getupft und gebohrt. Doch nicht mit den Händen, nein!, mit den Zehen, der Ferse und der Fußsohle!

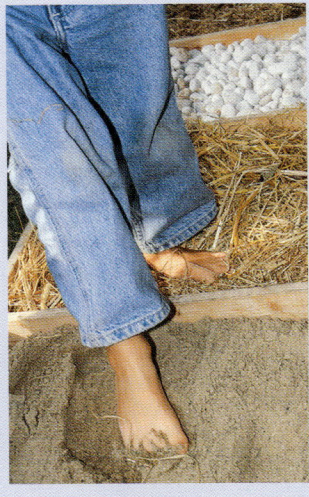

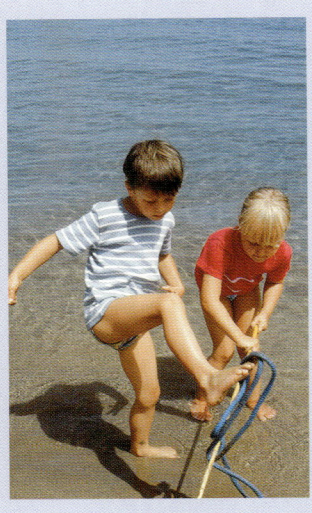

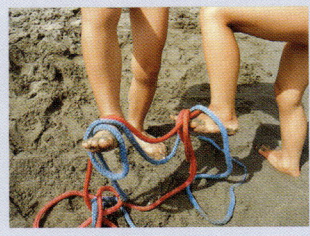

Seilschlingen aufheben

Wie viele Seilschlingen können die Kinder mit einem Fuß vom Boden aufnehmen, bevor sie das Gleichgewicht verlieren? Tipp: Es ist leichter, auf einem Bein zu balancieren, wenn die Arme seitlich angehoben werden.

Der Fußtaster

Mehrere Holzkisten oder Schuhkartons werden zu einem „Fußtaster" aneinander gelegt. Dort hinein können Kinder Naturmaterialien wie Kastanien, Stroh, Sand, getrocknete Linsen oder Bohnen, aber auch Plastik, z. B. Styroporkügelchen, füllen. Es ist spannend, den Fußtaster mit nackten Füßen zu durchschreiten und die einzelnen Materialien mit der empfindlichen Fußsohle zu erspüren. Wie fühlen sich die Materialien an?

Geschickte Zehen

Die Kinder spielen paarweise zusammen. Ein Spielpartner hält dem anderen auf Kniehöhe einen Stab waagrecht hin und legt ein Seil daneben auf den Boden. Das andere Kind versucht nun, mit den Zehen eines Fußes möglichst viele Abschnitte vom Seil zu ergreifen und auf den Stab zu ziehen.

1.3 Spiele für eine aufrechte Haltung

„Brust raus, Bauch rein" – erinnern Sie sich an diesen Kommandoruf Ihrer Eltern und Turnlehrer, als Sie Kind waren? Dann wurde angestrengt Position eingenommen, Beine und Rücken wurden verspannt und sobald die Aufmerksamkeit der Erwachsenen nachließ, verfiel man wieder in die gewohnt schlechte Haltung. Doch eine gute Haltung ist keine starre, ideale Form. Die optimale Haltung ist aufrecht, weil sich die Körperteile gegen die Schwerkraft strecken, und sie ist gelöst, in ständiger Bewegung, um Schwankungen des Körpers mit kleinen Gegenbewegungen auszugleichen!

Für Kinder bedeutet eine gute Haltung einnehmen immer „sich strecken und recken!" und „locker bleiben!". Das können Sie mit Ihren Kindern ausprobieren: Stellen Sie sich auf ein Bein, heben Sie die Arme auf Bauchhöhe und winkeln Sie das andere Bein an. Achten Sie mit den Kindern darauf, wie der Körper mit kleinen Bewegungen ausgleichend reagiert. So spüren Sie genau, was es heißt, sich „gut zu halten".

Balancespiele im Liegen, Sitzen, Stehen und Gehen vertiefen diese Erfahrung und schulen gleichzeitig die Haltung. Die Balancebedingungen sollten allmählich erschwert werden, etwa durch eine verkleinerte Standfläche oder durch eine bewegte Unterlage. Wenn Kinder unter diesen Bedingungen ihren festen Stand aufrecht erhalten wollen, müssen sie eine eventuell vorhandene schlechte Haltung aufgeben und sich strecken. Sie erfahren spielerisch, dass man sich nicht „festhalten" muss, um aufrecht zu stehen: Aufrecht bleibt man, wenn man bereit ist zu reagieren! Der Körper reagiert schnell!

Manche Spiele für die aufrechte Haltung sind anstrengend, weil sie die Muskeln des Rückens, der Schultern oder des Bauches stärker beanspruchen. Doch die Muskelgruppen des Rumpfes müssen ausgeglichen gekräftigt sein, um uns in allen Positionen optimal zu halten.

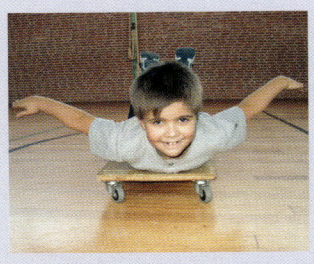

Mit dem Kopf transportieren

Eine Slalomstrecke wird aufgebaut bzw. auf der Wiese mit Stöckchen abgesteckt. Die Kinder bekommen verschiedene Spielmaterialien, die sie auf dem Kopf über die Strecke transportieren: Gummiringe, Servietten, Säckchen, Papier u. a.

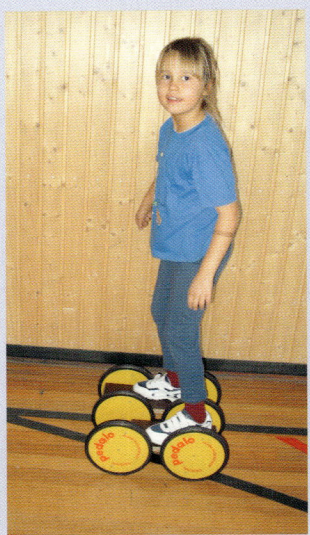

Auf dem Rollbrett

Diese Rollbretter gibt es im Spieleverleih, in Schulen und Turnvereinen auszuleihen oder im Sportfachgeschäft zu kaufen. Eine günstigere Variante sind die in Baumärkten erhältlichen „Rollhunde" für schwere Lasten. Doch prüfen Sie bitte bei diesen die Kugellager: Sie sollten so gearbeitet sein, dass Kinder ihre Finger nicht einklemmen können. Lassen Sie die Kinder nur unter Aufsicht auf ihnen liegen. Und jetzt Arme und Beine im „Flieger" hoch heben und sich mit den Armen voranziehen.

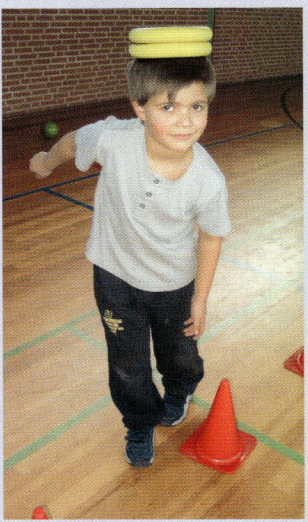

Pedalo fahren

Pedalo fahren ist nicht leicht. Die Räder im aufrechten Stand zu treten, erfordert viel Balancegefühl und geschmeidiges, im Tempo gleichmäßiges Treten. Aufrecht und locker bleiben!

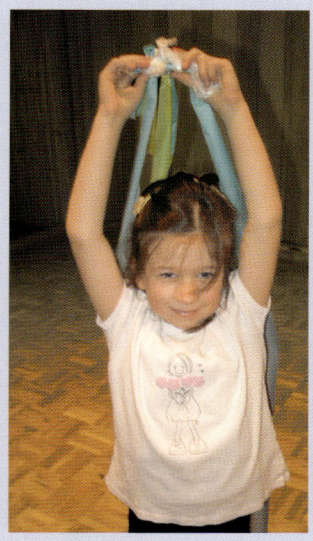 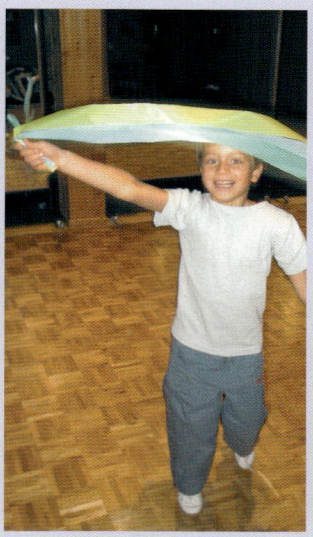 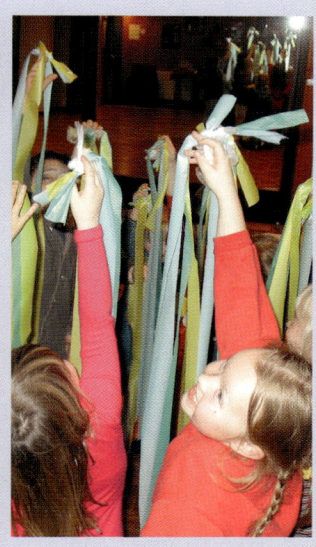

Bänder hoch halten

Jedes Kind bekommt drei Stoffstreifen in die Hand, die an einem Ende zusammengeknotet sind.

Die Kinder stellen sich mit geschlossenen Beinen aufrecht hin, heben die Streifen abwechselnd mit einer Hand oder mit beiden Händen am Knoten hoch über den Kopf und strecken sich mit ihnen Richtung Decke. Die Kinder können die Bänder wellenförmig schwingen und sie um den Kopf kreisen lassen.

Sternschnuppen

Stoffstreifen aus Spinnakertuch (Drachentuch) fliegen zart und stabil zugleich. Gelbe und hellblaue miteinander verknotete Streifen schimmern wie „Sternschnuppen". Die Kinder ziehen sie mit der rechten Hand am Knoten hoch über dem Kopf zur linken Hand und umgekehrt. Sie schleudern sie in Kreisen oder im Zickzack durch die Luft.

Tanzende Sterne

Tanzen mehrere Kinder mit ihren leuchtenden Streifen im Kreis, so sehen sie wie ein großer funkelnder Stern aus. Jedes Kind darf eine Tanzidee im Stehen vormachen. Besonders geübt werden hohe Schwünge durch die Luft. Diese stärken die Schultergürtel- und Rückenmuskulatur.

1.4 Riesenluftballons

Sinnliche Spielobjekte wie die weichen, federleichten Riesenluftballons, machen Kinder neugierig. Da diese Ballons nur langsam fliegen, können kleine Kinder sie besser fangen als Bälle und auf ihren Armen, Beinen, ihrem Bauch und anderen Körperteilen balancieren lassen. Weil Kinder wissen, dass Luftballons leicht platzen, gehen sie besonders behutsam mit ihnen um. Tannenbäume, Dornen und spitze Kanten könnten ihre Ballons platzen lassen. So werden die Kinder aufmerksame Beobachter ihrer Luftballons und ihrer Umgebung. Sie bewegen sich konzentriert, gezielt und feinmotorisch. Daher spricht kaum ein anderes Spielmaterial die Feinmotorik der Kinder so umfassend an:

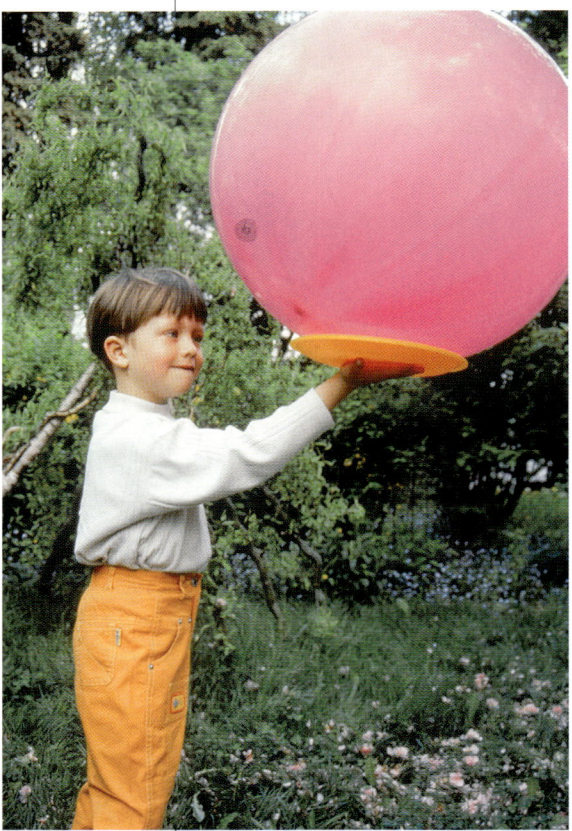

Nicht nur die Füße können wie die Hände mit den leichten Luftballons spielen, auch der Kopf, der Po, die Ellbogen und die Knie spielen mit. Die langsamen Flugbahnen der Ballons lassen den Kindern Zeit und Ruhe, sie bewusst mit verschiedenen Körperteilen zu berühren. Sie werfen, stupsen oder kicken sie an. Sie lieben es aber auch, auf einem der „weichen, sanften Riesen" zu liegen.

Die Kinder können ihre Luftballons mit Hilfe eines Trichters mit etwas Sand füllen. Ist es windig, so empfiehlt es sich, die Ballons gleich zu beschweren, damit sie nicht immer wieder davonrollen. Die Luftballons werden je nach eingefüllter Sandmenge unterschiedlich schwer. Sie auf der Hand oder auf einem Plastikteller zu transportieren, fällt jetzt leichter, weil sie natürlich durch den Sand ruhiger aufliegen. Die Kinder können die Ballons jetzt auch weiter werfen. Doch fliegen die Ballons durch ihr Gewicht jetzt auch schneller. Die Kinder müssen aufmerksam reagieren und das Fangen wird etwas schwieriger. Schön, wenn die Kinder mit den Gewichten der unterschiedlich gefüllten Luftballons und den sich damit bietenden Bewegungsmöglichkeiten experimentieren können. Wird wenig oder kein Sand in die Ballons gefüllt, so wirkt deren Langsamkeit in allen Bewegungen direkt auf die Stimmung der Kinder.

Damit helfen die folgenden Spiele den Kindern, zur Ruhe zu kommen. Bieten wir ihnen die Spiele nachmittags an, so können sie sich nach der Schule oder nach dem Kindergarten beim Spielen entspannen. Diese Spiele helfen auch gegen Kummer oder Frust. Die bunten, weichen Riesen verbreiten eine wunderschöne Atmosphäre. Die Kinder können sie umarmen und drücken. Im Spiel mit einem Partner gewinnen sie wieder Nähe, kleine Erfolgserlebnisse und Zuversicht.

In allen Spielen müssen sich die Kinder auf etwas Schönes, Wohltuendes konzentrie-

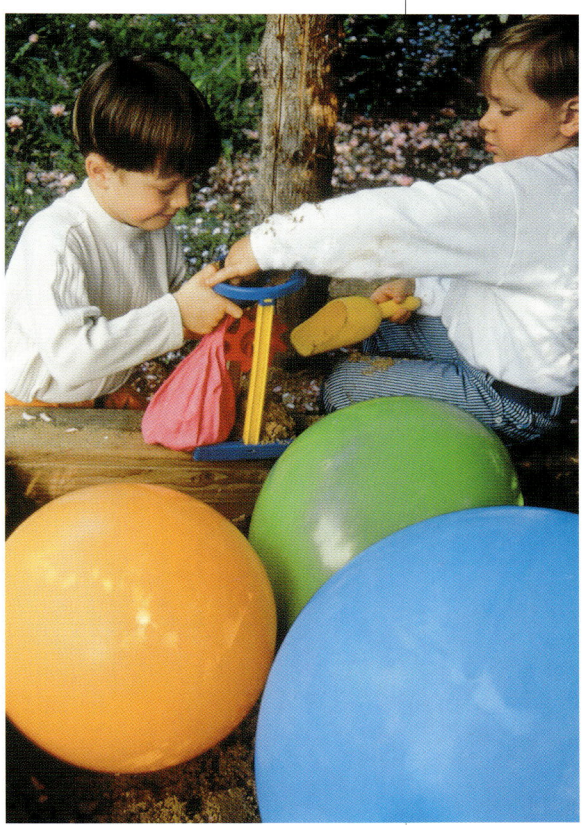

ren, z. B. auf die Hände des Partners bei der Ballon-Massage, auf die fliegenden Kreppstreifen am Baum, wenn der Luftballon an ihnen vorbeigeworfen wird. Da lohnt es sich, einmal nicht „so wild" zu sein.

Am schönsten sind die Ballonspiele im Freien. Nutzen Sie Bäume, Büsche und den Sandkasten für eine faszinierende Spiellandschaft!

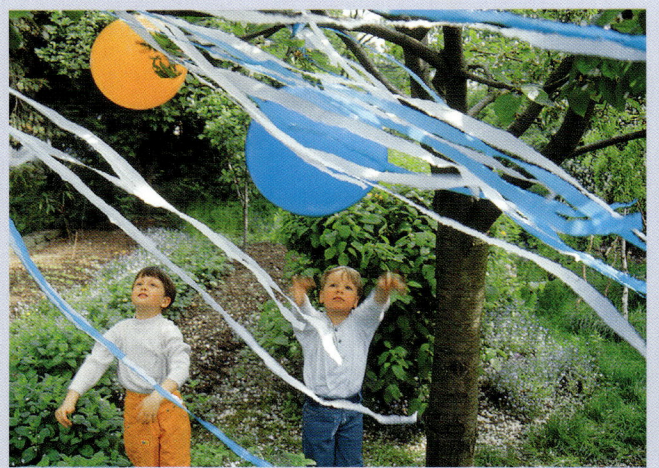

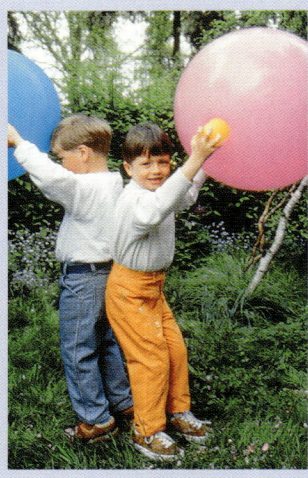

Zielwerfen

Dünne Krepppapierstreifen (2–3 m lang) werden über die untersten Äste eines Baumes gehängt. Die Kinder versuchen, ihre Ballons mitten hinein und durch die vom Wind bewegten Streifen hindurch zu werfen. Fliegen dabei Streifen herab, so ist dies ein gutes Zeichen für einen wirklich kräftigen Wurf.

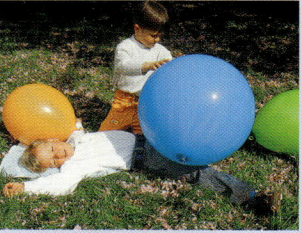

Die Ballon-Massage

Ein Kind legt sich lang ausgestreckt auf den Rücken. Nun kann es den sanften Druck des leichten Ballons auf dem ganzen Körper spüren. Ein Spielpartner rollt ihm langsam einen Ballon über das Bein, den Bauch, die Brust und die Arme. Es ist ein schönes Gefühl. Bitte dabei nicht sprechen!

Po an Po

Zwei Kinder stehen mit je einem Ballon und zwei Plastikbechern Rücken an Rücken. Einen großen Ballon mit zwei Trinkbechern festhalten ist nicht schwer. Doch dann noch einen Freund mit dem Po anstupsen – wem fällt da nicht der Ballon runter?

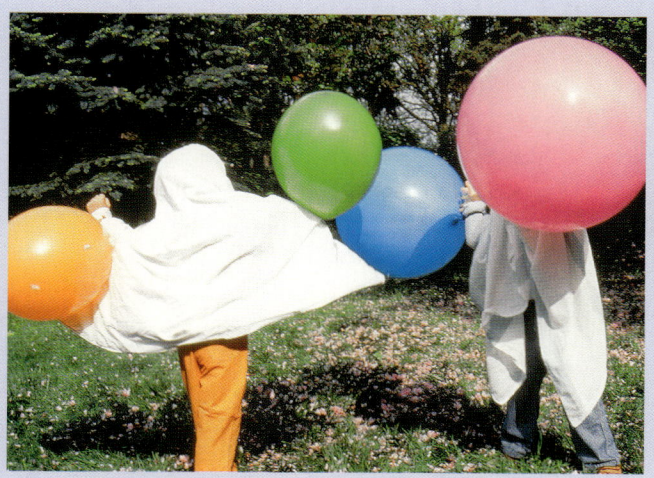

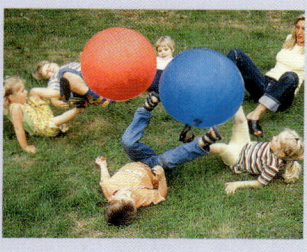

Ballon-Jagd

Ein Ballon jagt den anderen! Rücklings auf die Hände ge-stützt, reichen die Kinder zwei Ballons mit den Füßen weiter. Im Uhrzeigersinn jagt einer den anderen, bis sie sich berühren. Mittel-große Ballons sind am leich-testen mit den Füßen zu er-greifen.

Gespensterboxen

Zwei Kinder bekommen als Gespenster je ein Tuch so über den Kopf gelegt, dass sie noch hervorschauen können. Dann klopfen die zwei Ge-spenster ihre Ballons gegen-einander: erst mit den Luft-ballons der rechten Hände, dann mit denen der linken Hände usw. Es ist einfach, wenn sie sich anfangs lang-sam bewegen und dann das Tempo steigern dürfen.

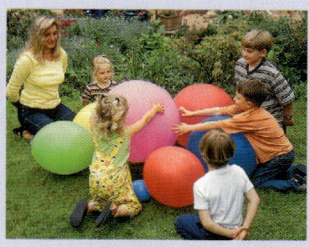

Farben fangen

Die Kinder einer Gruppe sitzen im Kreis um einen bunten Haufen Ballons. Ein Sprecher darf eine Farbe ausrufen. Dann bemühen sich die anderen, den Ballon dieser Farbe zu fassen und ihn hoch über den Kopf zu halten. Der Sieger wird sanft gekitzelt, dann darf er Spre-cher sein.

1.5 Gewandt und geschickt mit Bällen

Kleine Kinder sind mit Bällen immer zu begeistern. Kommen die Kinder aber ins Vorschulalter, so verlieren sie häufig das Interesse daran. Üblicherweise wird mit Bällen dann nicht mehr gespielt, sondern nur noch geschossen, beim Fußball- oder Jägerballspielen. Mit abwechslungsreichen Geschicklichkeitsspielen können Sie bei Ihren Kindern das Interesse an Bällen erneut wecken.

Mit den vielen kleinen und großen Bällen, die sich üblicherweise in einem Haushalt befinden, sind unzählige Koordinationsspiele möglich. Die Bälle werden beispielsweise mit den Händen oder Füßen gerollt und dabei ein Slalom um Spielsachen herum vollführt. Man kann aber auch herrlich auf ihnen balancieren, nicht nur im Stehen, sondern auch im Knien, Sitzen und Liegen. Prellen und werfen sollten die Kinder lieber draußen üben. Besonderen Spaß macht das mit einem Spielpartner, gegen eine Hauswand oder auf ein Ziel zu. Die Kinder können aber auch pritschen, Bälle transportieren und übergeben lernen.

Im Spiel mit den Bällen trainieren Kinder unaufhörlich ihre Gewandtheit, das ganzkörperliche Zusammenspiel von Armen, Beinen, Rumpf und Kopf zu gezielten Bewegungen. Sie verfeinern die Geschicklichkeit ihrer Hände und Füße und strecken sich beim Balancieren in eine aufrechte und lockere Haltung. Aus diesem Grund sind Ballspiele für die kindliche Motorik so wichtig und sollten regelmäßig mit den Kindern wiederholt werden.

Die folgenden Partnerspiele sind anspruchsvoll. Ich habe sie extra für Vorschul- und Schulkinder ausgewählt. In vereinfachter Form gelingen sie aber auch schon den Vierjährigen. Als Bälle eignen sich einfache Kinderbälle, Tennisbälle, Fuß- oder Gymnastikbälle.

Der Einstieg ist leicht. Was interessiert Ihr Kind zurzeit am meisten? Zirkus, bekannte Sportler und deren Können oder Akrobatik, Tricks und Zauberei? Alles ist mit Bällen möglich! Einfach ideal: mit nackten Füßen spielen.

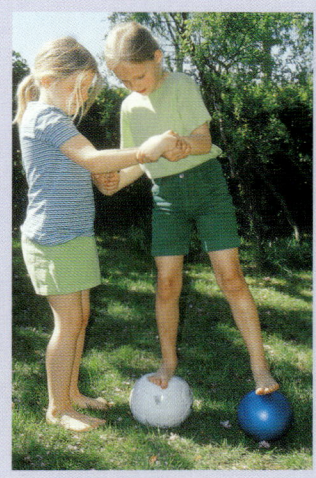

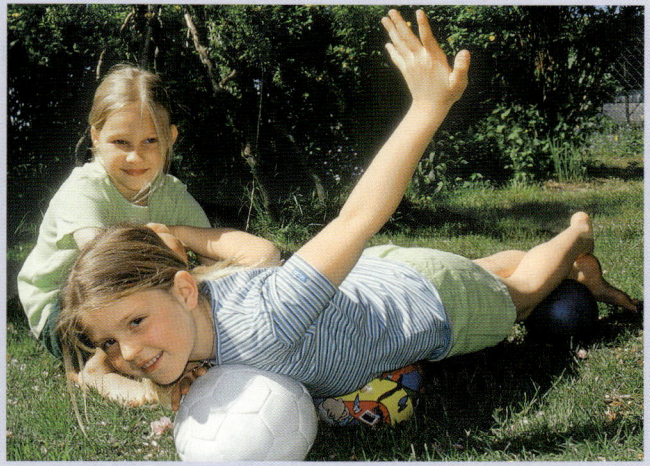

Balancekünstler

Mit den Füßen auf zwei Bäl-len zu stehen, sich zu stre-cken und zu recken ist ein wackeliges Vergnügen. Die Kinder sollten es zuerst mit zwei gleich großen Bällen auf der Wiese versuchen. Ein Spielpartner gibt mit den Händen Halt. Wer sich auf die Bälle stellt, sollte ver-suchen, aufrecht zu stehen. So kann man Schwankun-gen locker ausgleichen.

Liegende Akrobaten

Auf drei Bällen gleichzeitig zu balancieren ist leicht, wenn man sich einfach auf die Bälle drauflegt. Dafür rollt man die Bälle auf eine Linie. Die beiden äußeren Bälle haben einen Abstand von zirka einem Meter zu-einander. Am besten gelingt nun das Drauflegen, wenn man sich vor den ersten Ball kniet und dann ein Spiel-partner die zwei vorderen Bälle festhält.

Bälle-Boccia (ohne Abb.)

Wer beherrscht die Kunst, seinen Ball zielgenau, be-hutsam und schwungvoll zugleich über die Wiese zum großen Gymnastikball zu rollen?

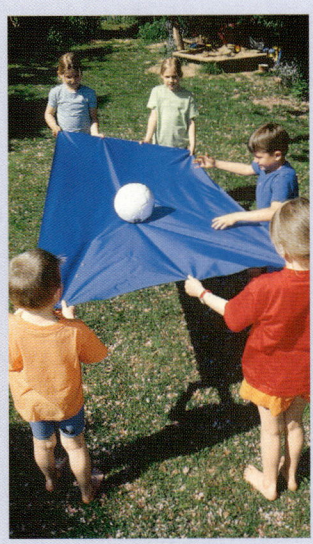

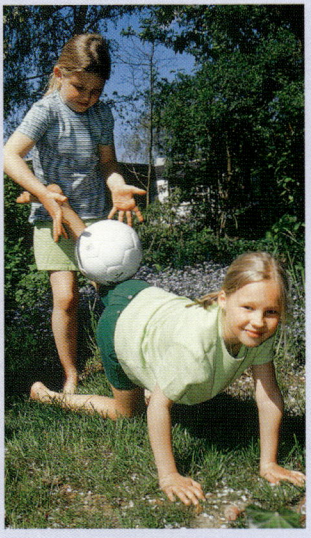

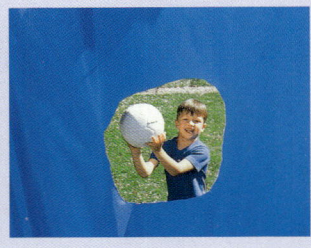

Ball ins Loch

Eine Torwand aus Spinnakertuch vom Drachenladen motiviert ungemein zu Ballspielen. In ein längeres Tuch (1 m x 2,5 m) werden übereinander drei Löcher geschnitten, die natürlich größer sein müssen als alle verwendeten Bälle. Diese Torwand wird oben an den Ecken mit zwei Schnüren an einen Ast gebunden und unten mit einer Papprolle beschwert, die mit Paketklebeband am Tuch befestigt werden kann. An windstillen Tagen genügt es, viele Wäscheklammern an den unteren Tuchrand zu klemmen. Nun zielen und werfen die Kinder durch die kreisrunden Tore ihrer Wahl.

Ball im Bett

Vier Kinder spannen ein großes Tuch waagerecht auf. Ein weiteres Kind gibt behutsam einen Ball in die Mitte. Es gilt, den Ball langsam über das Tuch hin und her rollen zu lassen, möglichst lange, ohne dass er herunterkullert.

Die Ballrutsche

Ein Kind stützt sich auf die Hände und auf ein Knie, hält ein Bein zu einer „Ballrutsche" hoch. Ein zweites Kind oder ein Erwachsener versuchen, den Ball vom Fußknöchel zum Po hinabrollen zu lassen. Ist der Ball auf den Boden gekullert, werden gemeinsam die Körperteile aufgezählt, über die der Ball gerollt ist.

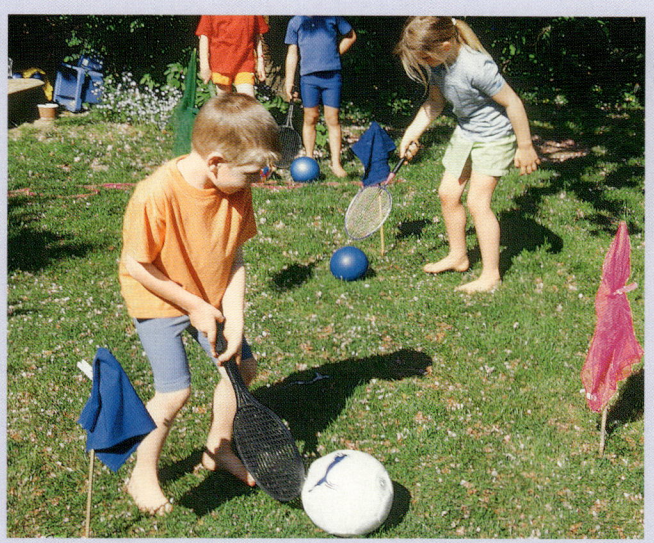

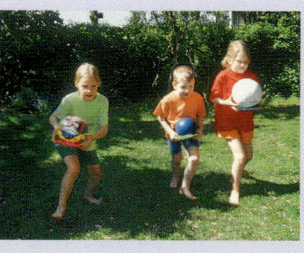

Balltransport

Bei diesem Wettlauf werden die Bälle auf Plastiktellern balanciert, ohne dass man sie mit den Händen berühren darf. Kleinere Kinder bekommen etwas Vorsprung. Auf ein Startzeichen gehen die Kinder los und balancieren die Bälle auf den Tellern bis über eine Zielschnur, die vorher in sechs bis zehn Metern Entfernung ausgelegt wurde.

Im Slalom rollen

Zuerst werden in etwa gleichen Abständen kleine Fahnen aufgestellt. Dann bekommt jedes Kind einen kleinen Ball und einen Plastikschläger oder einen Stock. Alle müssen versuchen, den Ball mit dem Schläger von einer Fahne bis zur nächsten zu klopfen, bis sie das Ziel, z. B. ein Handtuch, erreicht haben. Die Bälle müssen über den Boden rollen, sie dürfen nicht fliegen. Wie viele kurze Schläge benötigen die Kinder? Alle zählen mit. Mit jeder Wiederholung bewegen die Kinder sich gewandter zwischen den Fahnen und benötigen weniger Schläge!

1.6 Kurze Holzpfähle

Leichte, runde Holzpfähle sind herrliche Objekte für weiträumige Spiele im Garten. Balancespiele wie die „Bauchwalze", aber auch Zielwerfen und das schwungvolle Voranschieben des „Rollbretts" machen großen Spaß und fördern in idealer Weise die kindliche Haltungsmuskulatur. Viel Vergnügen bereiten auch die Geschicklichkeitsspiele für beide Hände und die nackten Füße. Barfuß werden die runden Hölzer mit den Fußsohlen gestreichelt, angehoben, gestapelt oder zum Rollen angestupst.

Während sich die Kinder in den verschiedenen Bewegungsaufgaben auf ihre Arme und Beine konzentrieren, trainieren sie unbemerkt ihre Rücken- und Bauchmuskeln. Erklären Sie den Kindern, dass ihnen die Balancespiele besonders leicht gelingen werden, wenn sie während der Spiele locker bleiben können. Warum das? Weil nur dann der Körper automatisch auf Schwankungen reagieren kann, mit sehr feinen Gegenbewegungen des Rumpfes und der Arme, die ihn immer wieder stabilisieren.

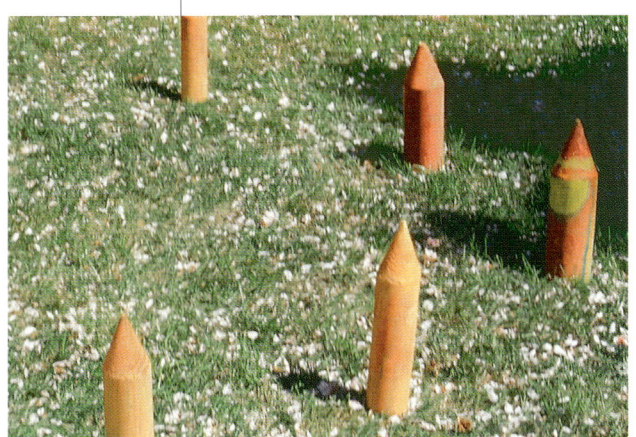

Haben Sie schon einmal mit Rundhölzern gespielt? Wahrscheinlich nicht! Kurze Rundhölzer verwenden die meisten Familien nur für ihre Palisaden im Garten. Doch keine Hemmungen! Gerade mit diesen handlichen Pfählen bauen und spielen Kinder besonders gerne. Kurze Pfähle, mit einem spitzen Ende versehen, eignen sich besonders gut. Sie können in die Erde gesteckt oder leicht aneinander gelehnt werden. Sie fliegen, laut Kindern, ruhig „wie Raumschiffe" durch die Luft. Benötigt werden nur etwa zehn Stück und ein paar erste Spielideen. Im Baumarkt finden Sie eine Auswahl an unterschiedlich vorbehandelten Rundhölzern. Die günstigen aus unbehandeltem Holz (etwa 1 Euro pro Stück) sind gut genug. Denn das Glattschmirgeln und Bemalen der Hölzer ist für große wie kleine Kinder ein schöner erster Spaß.

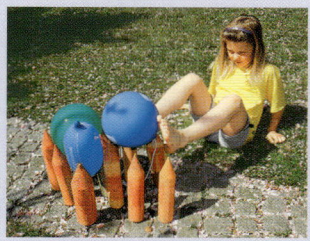

Skulpturen gestalten

Die Holzpfähle werden zu einem engen Haufen nebeneinander gestellt. Vorsicht: Bitte unbedingt darauf achten, dass sie keinesfalls umkippen können!

Dann versuchen die Kinder nacheinander, möglichst viele Luftballons, leichte Bälle oder Schwämme mit den Füßen auf die Palisadenspitzen zu legen. Wie viele Luftballons, Bälle oder Schwämme sie auftürmen, das entscheidet die Geschicklichkeit und die Geduld eines jeden Kindes.

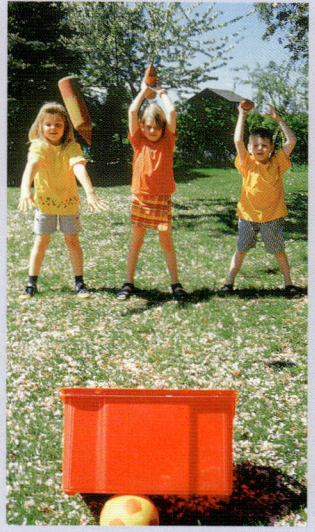

Zielwerfen

Jedes Kind versucht, sein Rundholz in einen in einiger Entfernung aufgestellten Plastikbehälter zu werfen. Dabei dürfen die Kinder aus Sicherheitsgründen immer nur nacheinander und unbedingt unter Aufsicht eines Erwachsenen werfen!

Achtung: Erst auf Zuruf dürfen die Hölzer zurückgeholt werden!

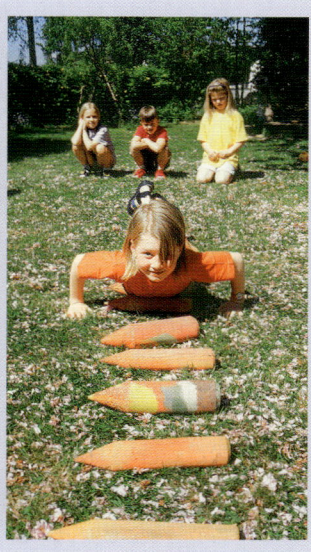

Die Bauchwalze

Die Kinder rollen von hinten nach vorne über eine Reihe von Pfählen, indem sie sich mit den Händen auf dem Gras nach vorne ziehen und abdrücken. Der für unterschiedlich große Kinder ideale Abstand der Palisaden variiert zwischen 15 cm für kleine Kinder und 30 cm für große.

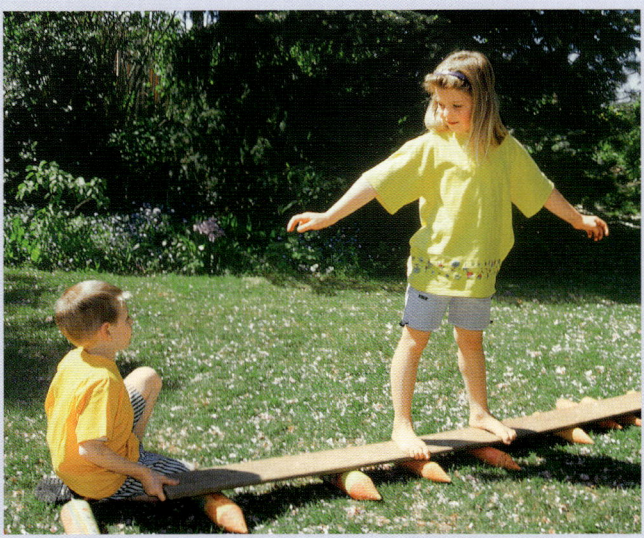

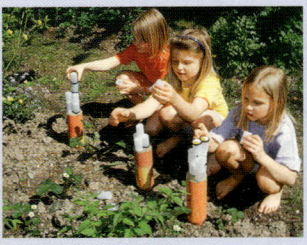

Filmdosen stapeln

Die Pfähle werden mit der Spitze senkrecht in weiche Erde gesteckt. Ohne Zeitdruck stapeln die Kinder möglichst viele leere Filmdosen obendrauf. Fällt die erste Dose herunter, so ist für das betreffende Kind Schluss in dieser Runde. Es gibt vier Runden. Am Ende einer jeden werden die aufgetürmten Dosen gezählt und notiert. Zum Schluss des Spiels versuchen die Kinder, ihre Zahlen zu addieren.

Das Rollbrett

Die kurzen Pfähle werden in gleichmäßigem Abstand (30–40 cm) nebeneinander gelegt und ein etwa zwei Meter langes Brett etwa in der Mitte dieser Pfahlreihe obenauf gelegt. Auf dieses Rollbrett stellt sich das erste mutige Kind. Anfangs kann das Brett an seinen Enden von zwei Kindern festgehalten werden. Stehen die Kinder sicher auf dem Brett, so dürfen sie es mit leichtem Schwung aus dem Körper Stück für Stück nach vorne zu den Hölzern an der rechten oder linken Seite schieben.

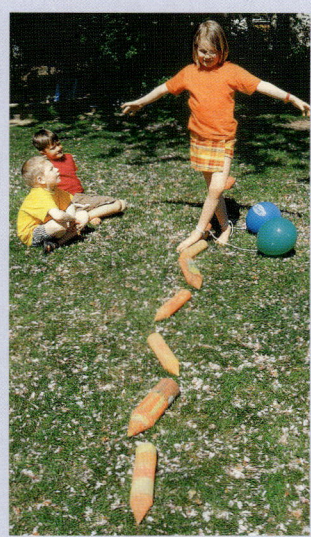

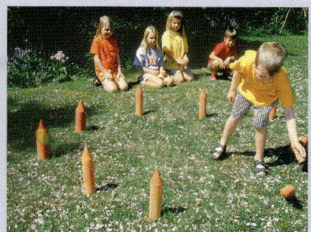

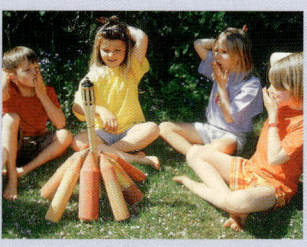

Schlangen überspringen

Die Pfähle werden im Zick-zack auf die Wiese gelegt. Über diese hölzerne Schlange springen kleine Kinder ohne und größere mit zwei an die Unterschenkel gebundenen Luftballons voran – immer von rechts nach links usw. Klappt das, so können die Kinder abwechselnd mit ge-kreuzten und gespreizten Beinen voranspringen.

Wettstupsen

In welcher Zeit hat ein Kind alle in einem Kreis mit zwei Metern Durchmesser ste-henden Pfähle umgestoßen, wenn es sie nicht der Reihe nach anstupsen darf, son-dern seine Laufrichtung immer ändern muss? Jedes Kind kommt an die Reihe, wer mag, kann dabei die Zeiten stoppen.

Lagerfeuer

Zum Abschluss lehnen die Kinder alle Rundhölzer zu einem „Lagerfeuer" aneinan-der. Das ist schwerer, als man denkt! Ist ein Erwachsener dabei, kann eine Fackel als symbolische Flamme ange-zündet werden. Mit einer Geschichte, mit Gesang oder Fingerspielen finden die Kinder schnell wieder zur Ruhe.

1.7 Toben macht schlau! Toben mit Schwämmen

Schlecht geschlafen, Stress oder Ärger gehabt ? – Egal, Schwamm drüber! Manchmal hilft da nur noch eine heiße Spielstunde zum Toben und Genießen. Große Autoschwämme und kleine Spülschwämme eignen sich zum Bauen, Werfen, Balancieren und Wasseraufsaugen.

Toben macht schlau! Wenn Kinder toben, dann fordern sie ihre ganzkörperliche Koordination heraus. Sie rennen, hüpfen, drehen sich schnell, lassen sich zu Boden plumpsen, rollen, klettern oder raufen miteinander. All das macht an warmen Tagen mit nassen Schwämmen natürlich noch viel mehr Spaß! Die Kinder erfahren sich dabei als sehr schnell, gewandt und kraftvoll! Alle diese Bewegungserfahrungen verbessern zugleich die Weiterleitung der Sinneseindrücke in den Nervenbahnen und ein differenziertes Speichern der Erfahrungen im Gehirn. Und: Die folgenden Spiele mit Schwämmen sprechen fünf von sieben Sinnen an: den taktilen der Haut, den visuellen und den akustischen, den Gleichgewichtssinn, den Tiefensinn der Muskeln und Gelenke.

Bei allen Spielen können gleichzeitig Zählaufgaben oder Sachfragen gestellt werden. Welche das sein könnten, wird Ihnen leicht einfallen, wenn sie die Kinder gut beobachten, denn bei allen Spielen folgen die Kinder einem Bewegungsziel, das gleichzeitig auch das Thema der Sachfragen vorgibt. Beim „Wasserumfüllen" füllen die Kinder eine Schüssel, an deren Markierung ein Kind den Wasserstand ablesen und ausrufen kann. Beim „Schwämmetransport" werden die zu überquerenden Gegenstände gezählt.

Doch möchte ich empfehlen, die Kinder erst eine Weile an jeder Station frei von Denkaufgaben spielen zu lassen. Spaß und Bewegung sollten im Vordergrund stehen. Die Denkaufgaben können später ein zusätzlicher Anreiz sein.

An warmen Sommertagen bieten sich neben trockenen Spielen auch die nassen Tobespiele im Garten an. Ist Wasser im Spiel, so ziehen die Kinder besser direkt Badesachen an.

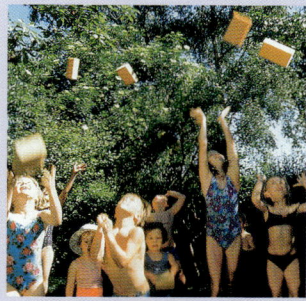

Schwämme hoch werfen

Ein Wurfspiel für mindestens drei Partner mit je einem Autoschwamm. Die Kinder werden in gleich große Mannschaften (die notfalls eben auch nur aus einer Person bestehen können) eingeteilt. Diese Mannschaften tragen jeweils den Namen einer Farbe: „Rot", „Blau", „Gelb", „Grün" usw. Eine Mannschaft wirft auf Zuruf des Spielleiters die trockenen Autoschwämme senkrecht hoch: z. B. „Blau wirft, Rot fängt!" Die Kinder der „roten Mannschaft" müssen schnell reagieren und die Schwämme fangen oder schnell einsammeln.

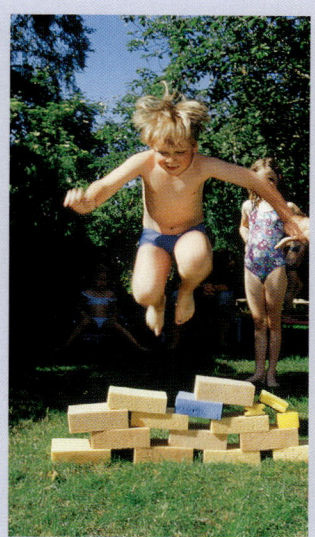

Sprung über die Mauer

Eine Mauer aus trockenen Schwämmen wird so hoch gebaut, wie die Kinder vermuten, sie noch überspringen zu können. Dann dürfen sie jede mögliche Sprungart wählen, um über die Mauer zu kommen: Hock-, Lauf-, Grätsch- oder Scherensprünge.

Achtung: Die Wiese muss für den Anlauf und die Landung trocken sein!

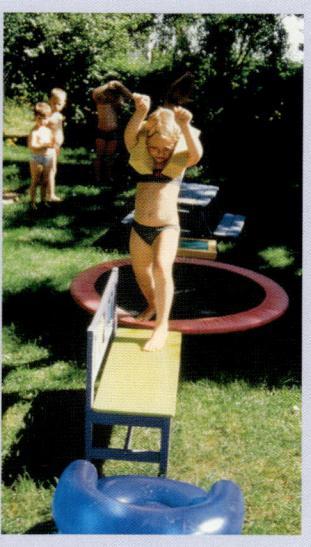

Schwämmetransport

Die Schwämme werden im Gehen ohne Hilfe der Hände, z. B. zwischen den Oberschenkeln oder mit hochgehobenen Oberarmen oder zwischen den Schultern zweier Kinder eingeklemmt, über eine Reihe von Stühlen, Bänken, Eimern u. a. transportiert!

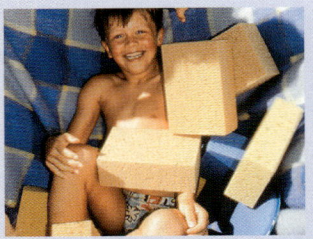

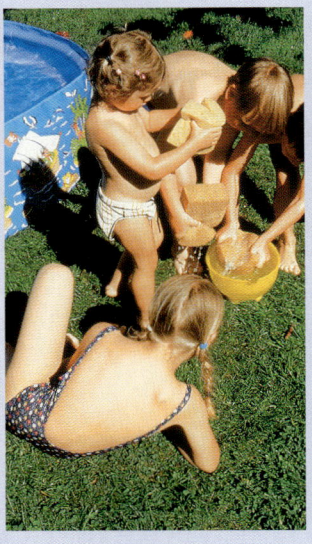

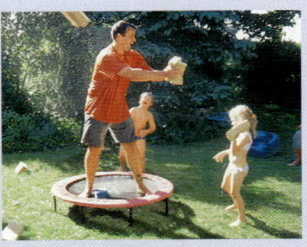

In Schwämme gebettet

Von Freunden in einem großen, festen Tuch geschaukelt zu werden ist ein herrliches Gefühl. Liegen viele trockene Schwämme mit im Tuch, so kullern sie in den Schwüngen zart über den Körper. Wo berühren sie das Kind? Es kann die Körperteile benennen.

Schwammschlacht

Eine Schwammschlacht mit einem Erwachsenen, z. B. „Papa gegen alle!" oder treffender „Alle gegen Papa!" ist an heißen Tagen der krönende Abschluss der nassen Spiele mit Schwämmen!

Wasser umfüllen

Ein Wassertransport von einer Wasserwanne in den Mess-Eimer, und das Ganze in einer bestimmten Zeit, ist eine anstrengende Herausforderung an die Geschicklichkeit! Zwei bis drei Kinder mit je zwei Schwämmen arbeiten in einer Gruppe zusammen. Wie lange brauchen sie, um 5 Liter Wasser mit ihren Schwämmen aus der gefüllten Wanne zu saugen und in eine Mess-Schüssel neben der Wanne zu füllen? Ein weiteres Kind steht an der Schüssel und misst die Zeit mit einer Stoppuhr!

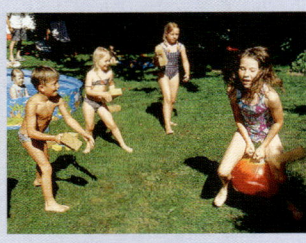

Mutige Hüpfer

Nasses Vergnügen für mutige Hüpfer: Wer sich mit einem Hüpfball über eine zehn Meter lange, vorher festgelegte Strecke bewegt, obwohl ihn die anderen mit (feuchten?) Schwämmen an den Beinen zu treffen versuchen, der ist ein Held!

1.8 Geschickt mit Frisbees!

Frisbees werfen macht großen Spaß! Sie fliegen schon nach kurzem Üben sehr weit. Gezielt zu werfen, ist die nächste Stufe des Könnens. Ein Partner, ein herabhängender Ast, Handtücher am Boden bieten sich als Ziele an.

Die korrekte Abwurfbewegung beim Frisbeewerfen schult die für das Schreiben so wichtige Eindrehbewegung der Hand! Beim Schreiben können Kinder nur mit dieser Eindrehbewegung im Handgelenk (der kleine Finger dreht nach innen) den Stift schräg halten und daher locker schreiben. Ist diese Eindrehbewegung bei einem Kind nicht vorhanden, so hält es den Stift senkrecht und schreibt verkrampft und wackelig.

Zeigen Sie Kindern das korrekte Halten und Werfen des Frisbees von Anfang an. Dann automatisieren sich bei den Kindern nicht irgendwelche Schleuderbewegungen, die ihnen nie ein gezieltes Werfen ermöglichen. Die Kinder sollten Frisbees überwiegend mit ihrer Schreibhand werfen. Sie umfassen sie mit dem Daumen auf der Oberseite, dem gestreckten Zeigefinger auf der Kante und den übrigen Fingern auf der Unterseite.

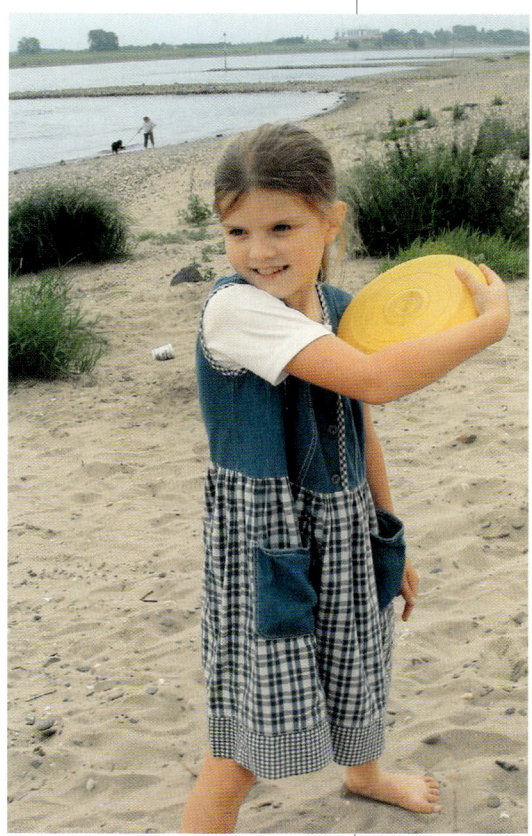

Ist die rechte Hand die Wurfhand, so wird sie vor dem Abwurf zur linken Schulter geführt. Der Ellbogen zeigt auf Schulterhöhe nach vorne zum Ziel. Die Kinder stehen in Schrittposition rechts vorne. Sie schwingen und strecken den Wurfarm nach vorne, sodass die Hand beim Abwurf in die anvisierte Richtung zeigt. Übungsspiele im Sitzen oder Liegen erleichtern das flache, zum Boden parallele Abwerfen. Störende Bein- und Rumpfbewegungen sind dann ausgeschaltet.

Frisbees fangen ist schwer! Mit beiden Händen, von oben und unten zusammenklatschend, ist es Kindern leichter möglich als das zugreifende Fangen mit einer Hand.

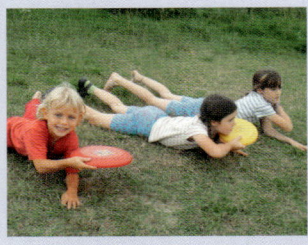

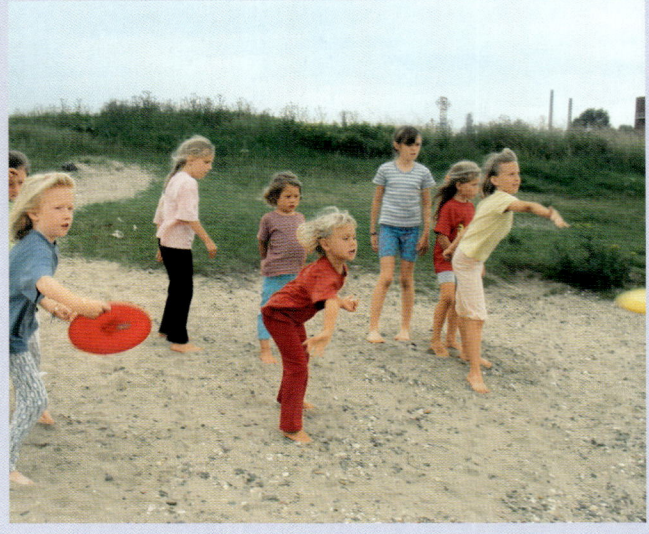

Liegend werfen

Bevor die Kinder in Bauch-lage werfen, sollten sie es aufrecht sitzend auf einem Stuhl versuchen. Im Liegen ist es schwerer, weil die Rückenmuskeln zusätzlich arbeiten müssen.

Doch beides sind gute Übungen zum Erlernen der korrekten Abwurfbewegung, weil sich hier die Beine nicht störend mitbewegen.

Ein Wurfspiel für Gruppen

Stehen drei Frisbees zur Ver-fügung, so stellen sich die Kinder in drei Mannschaf-ten nebeneinander auf. Fünf Meter vor jeder Mannschaft liegt ein Tuch auf dem Boden. Dieses versuchen die drei Vordersten mit dem Frisbee zu treffen, laufen dann hinterher, holen das Frisbee und übergeben es dem nächsten Mitspieler. Die Anzahl der Treffer und die Geschwindigkeit der Übergabe sind zunächst nicht wichtig, können aber in einer zweiten Runde zum Wettbewerbsfaktor werden.

Tipp: Frisbees bieten sich aber auch herrlich für Trans-portspiele an. Sie mit nack-ten Füßen zu übergeben, ist leichter, als es aussieht; sie mit nur einer Handfläche zu übergeben, ist ein schwung-voller Spaß; sie mit den Knien zu übergeben, ist schon sehr knifflig.

70

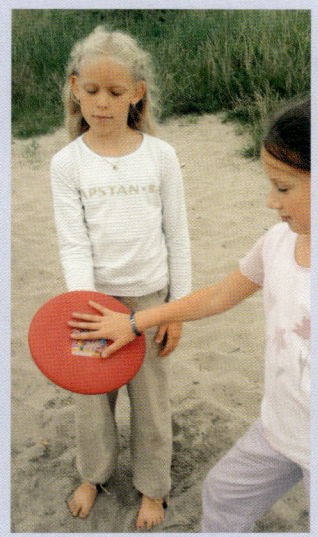

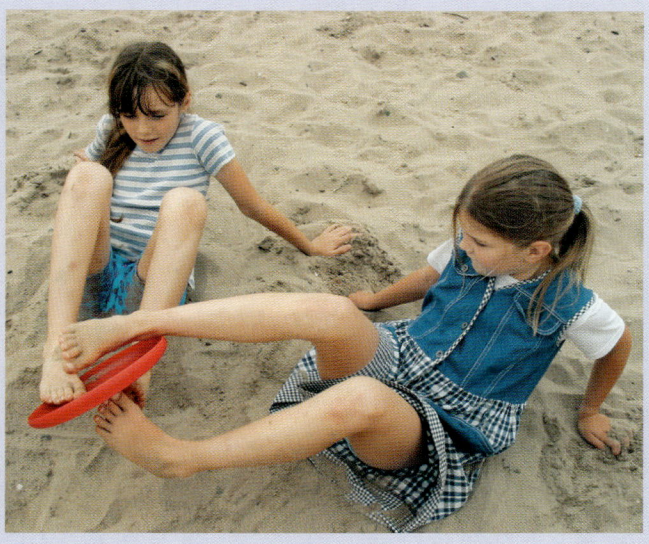

Mit einer Handfläche übergeben

Das erste Kind legt sich das Frisbee auf die Handfläche. Das nächste dreht schon mal seine Handfläche nach oben und spreizt die Finger weit. Das Frisbee wird nun reihum mit Schwung und in einem großen Bogen von oben auf die dargebotenen Handflächen gedrückt – Hand auf Hand, immer so lange, bis das Frisbee ruhig liegt.

Mit den Füßen übergeben

Die Kinder sitzen nah beieinander in einem Kreis und stützen sich hinten mit den Händen ab. Sie übergeben das Frisbee mit den Füßen, pressen es dabei entweder zwischen den Fußsohlen oder zwischen den Fußinnenknöcheln.

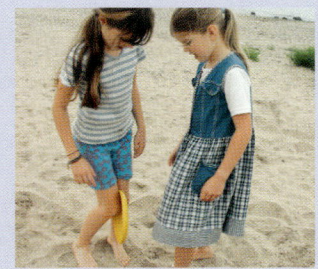

Mit den Knien übergeben

Die Kinder einer Gruppe stellen sich in den Kreis und übergeben einander ein großes Frisbee nur mit den Knien.

1.9 Große Gymnastikbälle

Große Gymnastikbälle motivieren jedes noch so kleine, große, müde oder bewegungshungrige Kind zum Spielen. Sie möchten die runden Riesen umarmen, anstupsen, schlagen und rollen. Und ahnen noch gar nicht, wie unglaublich vielfältig sie sich mit den festen, sie tragenden Bällen bewegen können. Haben Sie einen dieser riesigen Bälle (auch als PEZZI-Bälle bekannt) zu Hause, so können drei oder vier Kinder abwechselnd mit ihm spielen. Dann probieren die Kinder nacheinander die Bewegungsaufgaben der folgenden Spiele aus. Sie beobachten einander und besprechen neue Bewegungsideen.

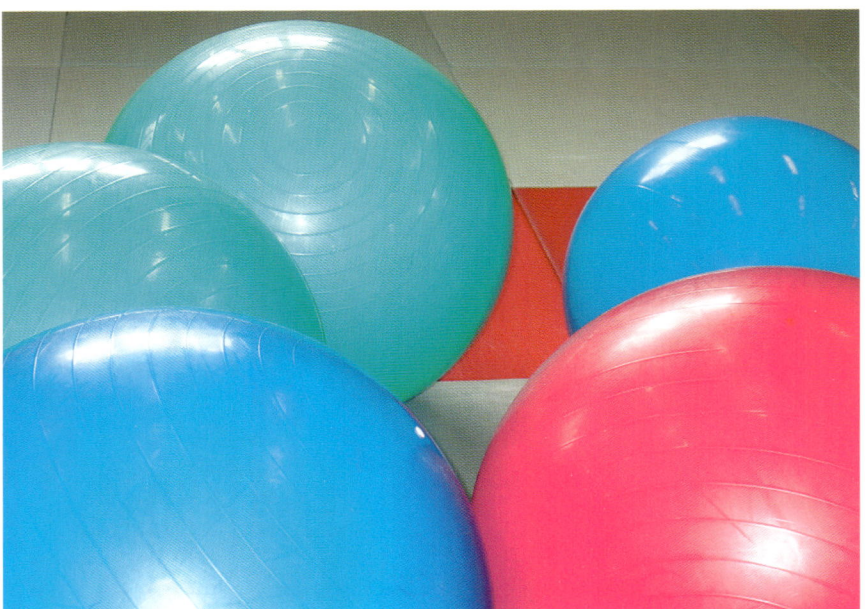

Jedes Bewegungserlebnis mit den großen Bällen ist ein sinnliches Vergnügen, das Kindern wichtige Körpererfahrungen vermittelt.

In Bewegungsspielen können Kinder ihren Körper wie ein vielseitiges Werkzeug nutzen, mit dem sie Neues ausprobieren und unzählige Erkenntnisse sammeln. Je vielfältiger die Bewegungsaufgaben sind, desto besser. Für Kinder ist es erstaunlich, wie viele verschiedene Bewegungen unsere einzelnen Körperteile ausführen können.

Außerdem können die Kinder die großen Gymnastikbälle mit insgesamt sechs Sinnen wahrnehmen! Die Ballspiele dieses Kapitels bieten Ihnen gute Gelegenheiten, um mit den Kindern über die einzelnen Sinne zu sprechen. Eine klare Wahrnehmung und Sicherheit in der Beurteilung der Wahrnehmungen verhilft Kindern zu einem guten Selbstvertrauen.

Die folgenden Formulierungen bieten sich dafür an:

Die sieben Sinne :

1. Die Augen sehen mit so genannten „Stäbchen" und „Zapfen", mit Sinneszellen also, die die Farben, Formen oder die Helligkeit der Bälle erkennen können.
2. Die Ohren hören mit den so genannten „Rezeptoren", mit Sinneszellen, die die Töne, die Tonhöhe und die Lautstärke unterscheiden können, z. B. wenn die Bälle auf den Boden prallen oder wenn wir miteinander sprechen.
3. Die Haut aller Körperteile fühlt, wie glatt, kühl, fest und doch weich die Bälle sind.
4. Die Muskeln und Gelenke spüren das Gewicht der Bälle und die eigenen Kraftanstrengungen. Sie machen Kindern leicht erkennbar, welche Muskeln für eine Bewegung besonders gebraucht werden.
5. Im Innenohr gibt es ein ganzes Sinnessystem, das uns aufrecht hält, wenn wir balancieren, das Gleichgewichtssystem. Ohne dieses könnten wir uns nicht auf zwei langen Beinen fortbewegen. Bei allem, was wir tun, auch wenn wir auf einem Ball sitzen, hält es uns in Balance.
6. Mit den Sinneszellen in der Nase riechen wir das Gummi der Bälle, Essensgerüche und alle anderen angenehmen und unangenehmen Gerüche unserer Umgebung.
7. Mit den Geschmackssinnen auf der Zunge schmecken wir süß, sauer, salzig, bitter und noch viele weitere feine Geschmacksunterschiede. Doch möchte ich davon abraten, das Gummi der Bälle abzulecken.

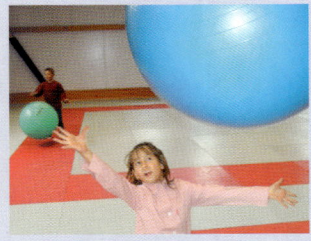

Ball hochwerfen

Zwei Partner stehen einander im Abstand von vier Metern gegenüber. Sie rollen oder prellen den Ball erst zueinander, heben oder werfen ihn dann in die Höhe.

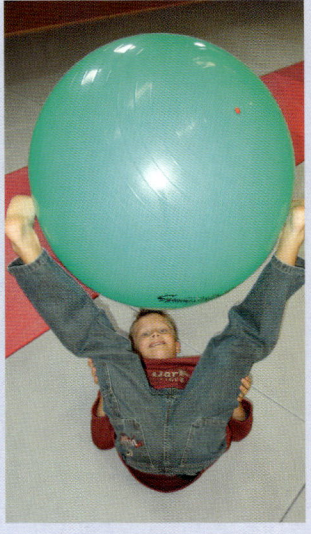

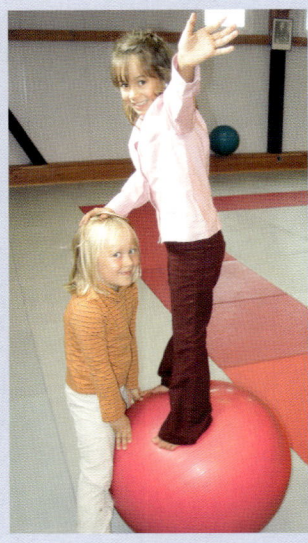

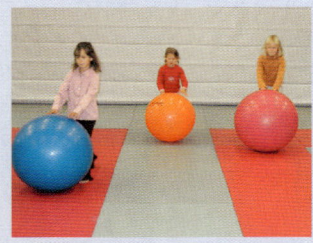

Wettstupsen

Auf ein Startzeichen rollen die Kinder den Ball zu einem möglichst 10 Meter entfernten Ziel, indem sie ihn anstupsen – erst mit der Hand, dann mit dem Knie oder dem Kopf.

Ballakrobatik

Die Kinder erfassen im Sitzen einen Ball mit nackten Füßen. Sie heben ihn hoch in die „Kerze" und legen ihn hinter ihrem Kopf ab.

Auf dem Ball stehen

Zwei Kinder knien rechts und links neben einem großen Ball und halten ihn fest. Ein drittes Kind klettert zwischen ihnen auf den Ball. Es kann sich an seinen Helfern abstützen! Oben auf dem Ball lässt es sich kniend oder stehend toll federn, wenn man sich bemüht, das Gleichgewicht zu halten.

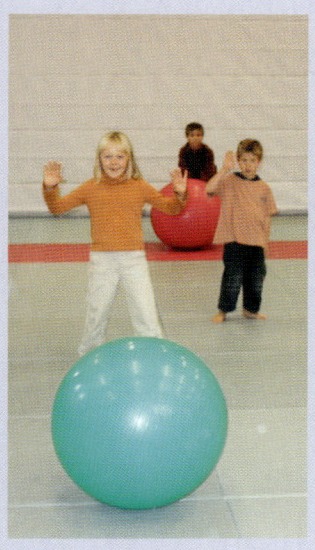

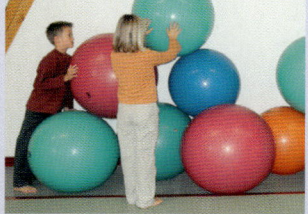

Bälle auftürmen

Die Kinder bauen an einer Wand einen Turm aus Bällen. Damit die Bälle nicht wegrollen, werden die beiden äußersten Bälle von Stühlen, Kisten oder hilfreichen Händen gehalten.

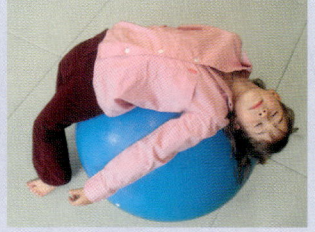

Drehwurm

Ein Kind legt sich mit der Brust auf den Ball. Es dreht sich von der Bauch- in die Rückenlage und zurück, bleibt immer auf Brusthöhe mit dem rollenden Ball verbunden.

Jägerball

In einem abgesteckten Feld (4 x 4 m) laufen die Kinder als „Hasen" herum. Außen stehen anfangs zwei Kinder, die die „Jäger" spielen. Sie haben je einen großen Ball, den sie rollen müssen, um auf diese Weise die Hasen zu fangen. Die gefangenen Hasen werden dann ebenfalls Jäger.

Liegen und schaukeln

Jedes Kind legt sich auf seinen Ball und schaukelt auf ihm hin und her. Es spürt die einzelnen Körperteile, mit denen es auf dem Ball liegt, spürt die Kraftanstrengung auf der Beinrückseite und lernt, sein Gleichgewicht auszubalancieren.

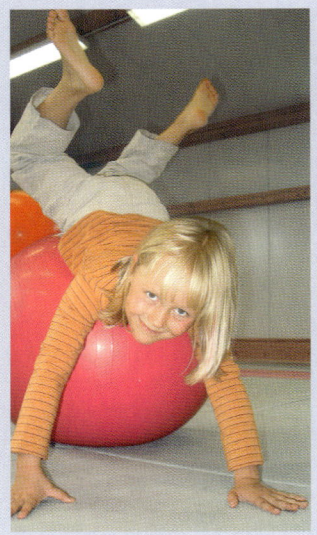

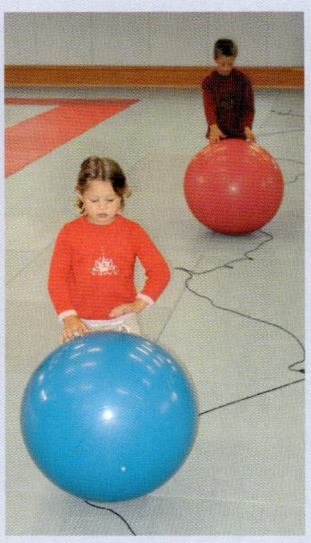

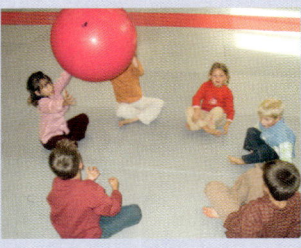

Ball im Kreis

Die Kinder sitzen in einem Kreis, jedes in Reichweite zu dem Kind auf der linken und auf der rechten Seite. Sie übergeben einander reihum einen Ball, halten ihn dabei immer über ihren Köpfen.

Im Handstand oben auf dem Ball

Ein größeres Kind legt sich mit dem Bauch auf einen Ball, rollt etwas vor und stützt sich mit den Händen auf dem Boden ab. Dabei balanciert es die Beine hoch in die Luft! Kleinere Kinder werden bei dieser Übung gehalten. Legen Sie eine Matratze oder Gummimatte unter den Ball, dann werden die Kinder waagemutiger.

Auf der Schlange rollen

Die Kinder rollen ihren Ball haargenau auf einem etwa 10 Meter langen, sich schlängelnden Wollfaden. Sie werden merken, dass das gar nicht so einfach ist!

1.10 Regenschirme tanzen lassen

Große, bunte Regenschirme sind herrliche Objekte für weiträumige Spiele – bei Sonne und bei Regen. Jedes Kind kann einen großen Lieblingsschirm von zu Hause mitbringen. Er wird durch die Spiele keinen Schaden nehmen. Schön, wenn die Kinder ältere Schirme anmalen dürfen, bevor sie in den Regenschirm-Spielen zum Einsatz kommen.

Ein schöner Einstieg ist, mit den Schirmen zu Musik zu tanzen. Die Kinder laufen mit ihnen, heben sie hoch und drehen sie um den Körper. Rasch werden sie mutiger! Sie schwingen die Schirme um sich herum – und genießen die kraftvolle Wirkung der Schwünge auf den Körper: Man wird selbst gedreht, hoch- oder herabgezogen.

Möchten die Kinder Theater spielen? Sie können verschiedene Menschentypen im Regen darstellen. Dann schreiten oder hüpfen sie gestenreich. Mit zugeklappten Schirmen können die Kinder Formen in die Luft malen, z. B. Achter oder Quadrate, als hielten sie einen riesigen Stift in den Händen.

Zur Sicherheit der Kinder suchen Sie sich für die Spiele einen großen Platz auf einem ebenerdigen Boden. Bevor die Kinder die Regenschirme durch die Luft schleudern dürfen, müssen sie deren Metallspitzen mit einem Tennis- oder Gummiball absichern oder die Schirme mit Knete präparieren. Für die langen Schirmspitzen rollen die Kinder eine Hand voll Knete zu einer Kugel und drücken sie auf die Spitze. Schirme, mit denen Kindergartenkinder toben, sollten auch an den Enden der Streben mit kleineren Knetkugeln präpariert werden. Wenn sich die Kinder sehr rücksichtsvoll bewegen, ist dies bei einer Wiederholung der Spiele vielleicht nicht mehr nötig. Weisen wir Kinder auf die harten Streben hin und fordern sie auf, Abstand zueinander zu halten, so bewegen sie sich meistens sehr umsichtig. Doch sollte bei Spielen mit Regenschirmen immer ein Erwachsener in nächster Nähe bleiben.

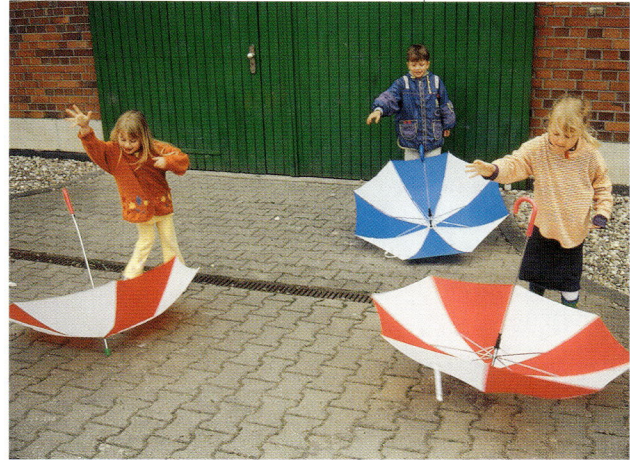

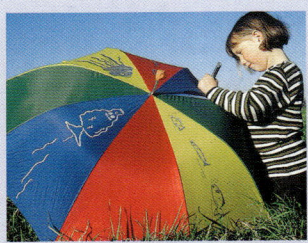

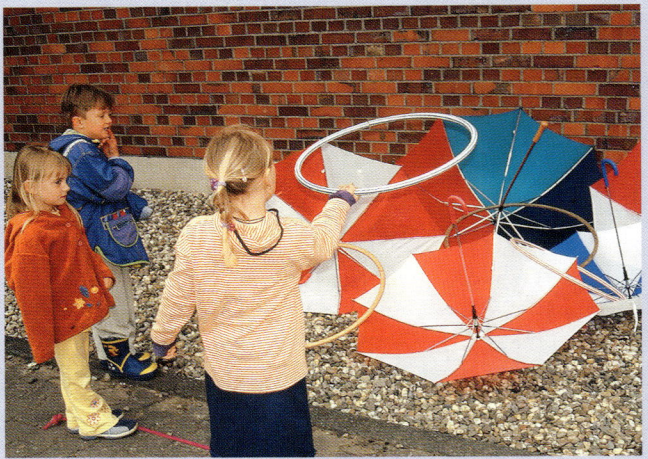

Schirme bemalen

Zum Bemalen von Regenschirmen bieten sich neben leuchtenden Stofffarben auch wasserfeste Edding-Stifte an.

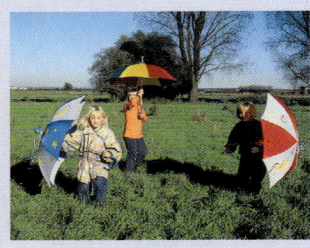

Bunte Schirme tanzen

Die Kinder tanzen zuerst mit einem, die älteren später gerne auch mit zwei Regenschirmen zur Musik. Dabei müssen die Kinder einen großen Abstand zueinander halten. Wie können sie ihren Schirm durch die Luft schwingen, wie die Luft als spürbaren Widerstand einfangen?

Zielwerfen

Viele Schirme werden eng aneinander so auf die Bespannung gelegt, dass die Stäbe möglichst senkrecht stehen. Wie viele Reifen kann ein Kind genau über die Stäbe werfen? Bei den ersten Probewürfen wird der Wurfabstand für jedes Kind bestimmt, damit alle die gleichen Chancen haben.

Schirme kreisen lassen

(s. Abb. Seite 77)

Auf Steinboden kann man die Schirme gut auf der Spitze kreisen lassen. Je schwungvoller die Kinder die Schirme andrehen, desto länger drehen sie sich.

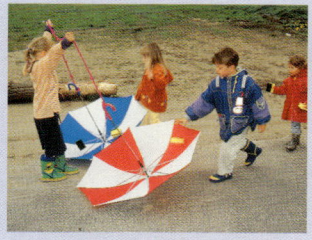

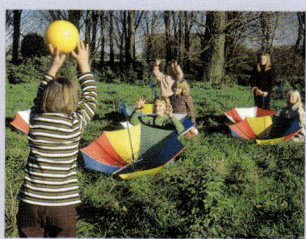

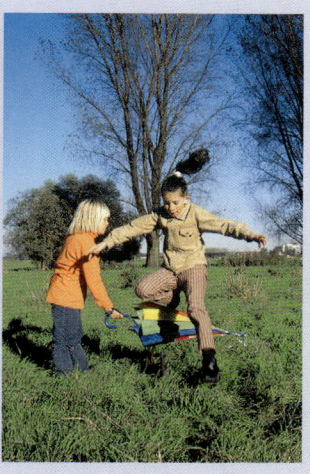

Hungrige Quallen

Sie benötigen für jedes Kind zwei kleine Schwämme, vier Nüsse oder Kastanien und ein Seil (2 m). Die Griffe zweier alter Regenschirme werden an die Enden des Seils gebunden. Ein Kind legt die Schirme zu „Quallen", mit der Bespannung nach unten nebeneinander. Es fasst das Seil mittig und zieht es langsam über eine fünf Meter lange Strecke. Die anderen Kinder versuchen, „die Quallen zu füttern": Wie viele Schwämme oder Nüsse können sie in die Schirme werfen, wenn sie dem Kind, das die Schirme zieht, nachlaufen oder aber, wenn sie stehen bleiben?

Ball ins Nest

Alle verfügbaren Regenschirme werden aufgespannt und als „Vogelnester" im Abstand von einem Meter zueinander auf die Bespannung gelegt. Ein Kind nach dem anderen wirft in der Rolle der „Vogelmutter", Bälle als „Futter" in die Nester. Doch hinter den Nestern schleichen die anderen Kinder als „Katzen" umher und versuchen, mit ihren Händen als „Tatzen" die fliegenden Bälle abzufangen. Natürlich dürfen sie die Bälle nicht mehr greifen, wenn sie schon in den „Nestern" liegen.

Hürdensprünge

Bei diesem Spiel sollte der Boden unbedingt trocken sein, damit die Kinder beim Hüpfen und Springen einen guten Stand haben. Die Kinder spielen paarweise zusammen. Ein Kind hält einen geschlossenen Schirm waagrecht vor sich. Sein Spielpartner überspringt ihn im beidbeinigen Hocksprung oder mit Anlauf im Laufschritt. Klappt das, so können die Kinder auch eine längere Reihe von niedrig gehaltenen Schirmen (Abstand: 1 m) überspringen.

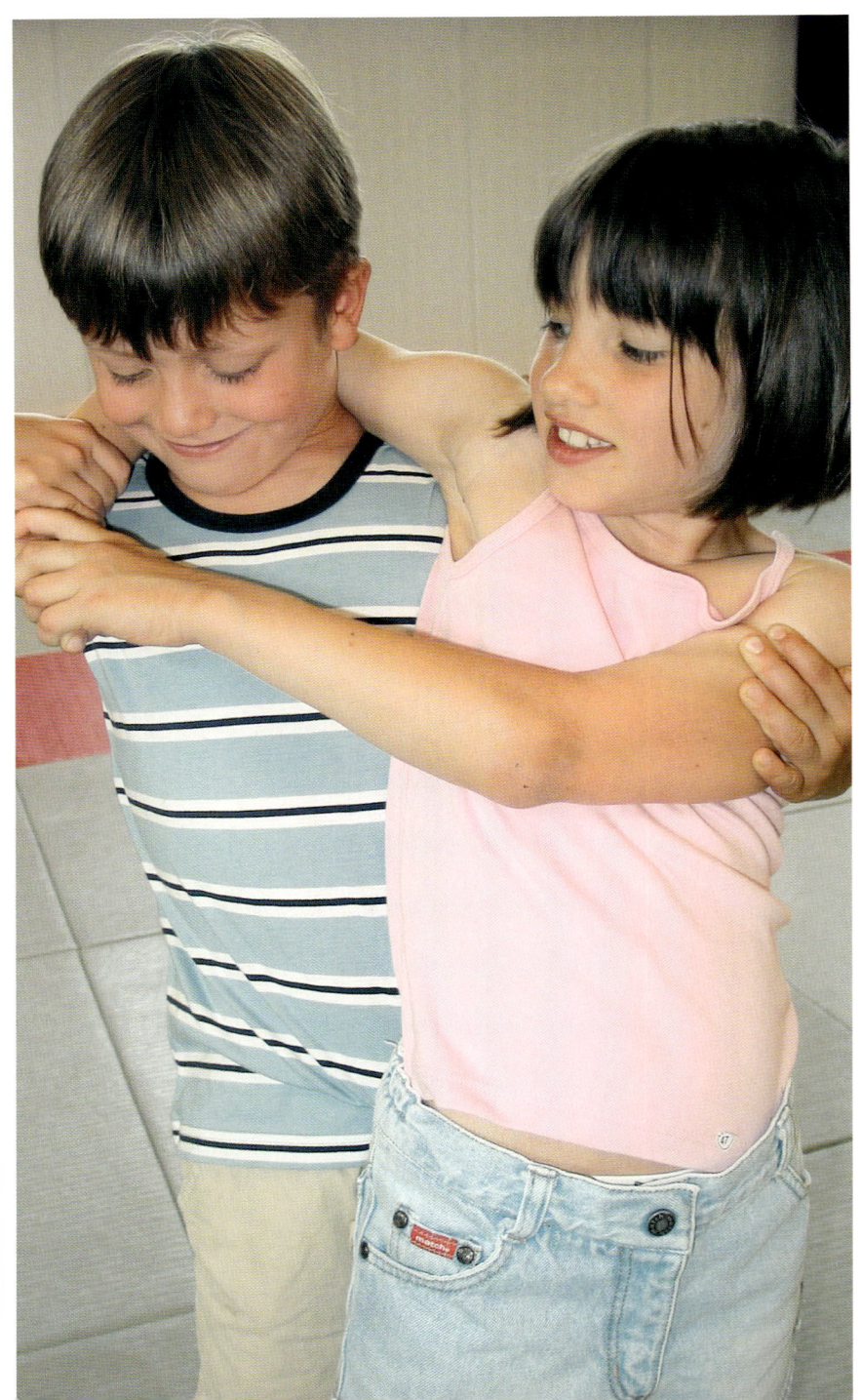

2 Kooperationsspiele

Die folgenden Bewegungsspiele wurden unter dem Gesichtspunkt der Förderung sozialer und emotionaler Fähigkeiten von Kindern zusammengestellt. Sie finden in diesem Kapitel Anregungen zu Spielen mit Taschenlampen, Tüchern, großen Gummibändern, langen Krepppapierbändern, Linsensäckchen, Plastiktüten, Stühlen und abschließend, zur Schulung der Selbstbehauptung, körpernahe Spiele mit einem Partner.

Diese Materialien bieten sich alle auch für Koordinationsspiele, entspannende oder gestaltende Spiele an. Doch nutze ich sie hier, wegen ihrer besonderen Eigenschaften und den sich daraus anbietenden Bewegungsmöglichkeiten, für Kooperationsspiele zu zweit und in größeren Gruppen.

Konzipiere ich Kooperationsspiele, so lasse ich mich dabei immer von folgenden Grundüberlegungen leiten:

■ Welche Spiele bieten Kindern ideale Anlässe, um eigene Wünsche und Gefühle auszuleben, und welche bieten ihnen Gelegenheiten, über körperliche Empfindungen zu sprechen?
■ Wie kann ich schüchterne Kinder dabei unterstützen, auch mit Kindern zu spielen, die ihnen bisher unbekannt sind?
■ Welche Spielsituationen, die ich schaffe, sind eher dazu geeignet, dass sich ein Kind besonders einem einzelnen Spielpartner zuwendet; welche eher dazu, dass Kinder gut in einer Gruppe kooperieren?

Die hierbei entstehenden Bewegungsaufgaben können Sie durchaus auf Spiele mit ähnlichen oder auch mit ganz anderen Materialien übertragen.

Voraussetzung dafür, dass Kooperationsspiele funktionieren können, ist immer,

■ dass die Spiele so angelegt sind, dass die Kinder einander brauchen (!), um die Spielaufgabe umsetzen zu können oder damit das Resultat einer Spielbemühung besonders schön wird. Wenn Kinder erfahren haben, dass sie bereits selbst die Hilfe eines oder mehrerer Kinder in Anspruch nehmen konnten, um innerhalb des Spieles weiterzukommen, dann geben sie anderen künftig auch immer selbstverständlicher Hilfen;

■ dass die Kinder fair sind, um die Mitspielenden nicht zu verärgern. Sie dürfen nie schlagen, schubsen, einander stolpern lassen oder sonst wie in Gefahr bringen, sich weh zu tun. Sie dürfen einander nicht ausgrenzen. Fühlt sie ein Kind schlecht behandelt oder braucht Hilfe, darf es jederzeit einen Erwachsenen ansprechen.

Natürlich wird es im Laufe eines Spiels immer wieder Momente geben, in denen die Kinder um ihre Selbstbeherrschung ringen müssen, um noch angemessen zu reagieren und kein Spielverderber zu sein. Konflikte wird es beim Spielen immer geben. Doch ist es spannend, die Kinder dabei zu beobachten, wie sie sie lösen. Und wie sie lernen, mit Misserfolgen umzugehen. Schön, wenn die Kinder beim Spielen viele gute Beispiele der Konfliktlösung erleben. Gut, wenn sie lernen, sich mal unterzuordnen, aber auch, sich mal durchsetzen zu können!

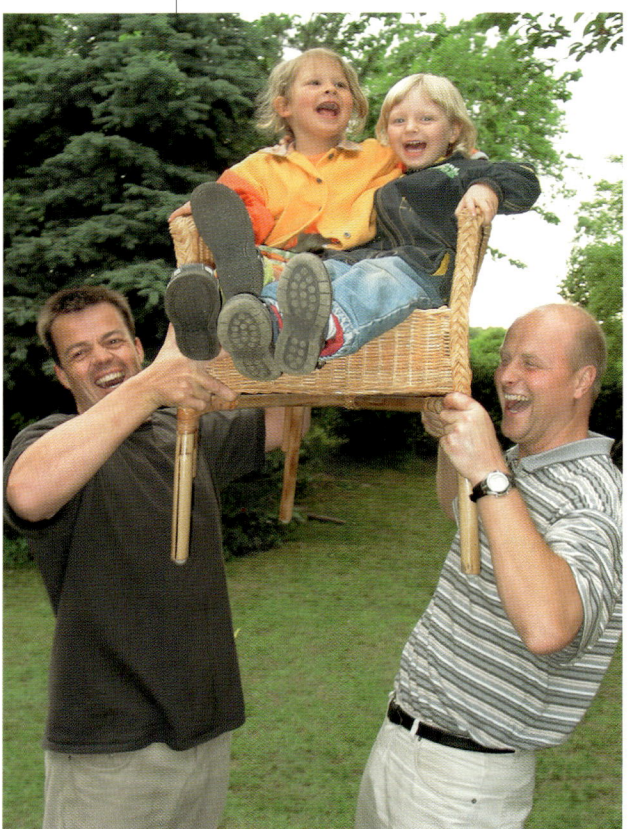

Bei den Spielen darf viel miteinander gesprochen werden. Dies können wir Erwachsene mit gelegentlichen Fragen unterstützen. Eine immer differenziertere Sprache und gleichzeitig auch Körpersprache entwickelt sich durch die Erlebnisse mit den Spielpartnern und mit den Objekten wie von selbst.

Der Spaß und die vielen kleinen Erfolgserlebnisse, die Kinder mit den folgenden Bewegungsspielen erleben werden, werden sie darüber hinaus motivieren, auch in anderen Bereichen gerne mit bisher unbekannten Menschen zusammenzuarbeiten.

2.1 Linsen- und Bohnensäckchen

Mit gefüllten Stoffsäckchen bieten sich schon kleinen Kindern lustige Partner-spiele an, bei denen sie lernen, behutsam und sensibel miteinander umzugehen, damit die Spiele gelingen.

Egal, ob die Kinder sich mit Hilfe dieser Säckchen gegenseitig auf einem gro-ßen Ball halten, ob sie einander die Säckchen zuschleudern oder mit den Füßen übergeben, sie brauchen einander und müssen auch auf die Wünsche des jeweils anderen Kindes eingehen. Dabei erfahren sie viel vom anderen: was er besonders gut kann, was er mag und was nicht.

Die mit getrockneten Linsen oder Bohnen gefüllten Stoffsäckchen bieten sich nicht nur zum Schleudern, Werfen und Kicken im Freien an. Selbst in kleinen Räumen sind mit ihnen abwechslungsreiche Spiele zur Körperwahrnehmung und Verfeinerung der Motorik möglich.

Die reizvollen bunten Beutel sind herrlich in die Hand zu nehmen und ihr In-halt gut zu erfühlen. Was versteckt sich in ihnen? Vielleicht eine Kastanie zwi-schen den Bohnen?

Größere Säckchen liegen geschmeidig auf der Haut. Die Kinder finden viele Arten, sie zu tragen: Sie transportieren die Säckchen, dabei balancierend, mit den Füßen, dem Rücken, dem Kopf, dem Bauch und dem Po. Sie tragen sie über längere Strecken und Hindernisse aller Art – erst mit Bedacht, dann vielleicht auch um die Wette? Um zielsicher zu werfen und stabil balancieren zu können, werden die Kinder sehr aufmerksam für die Bewegungen der einzelnen Körper-teile. Ohne sich darüber im Klaren zu sein, trainieren sie das feine Zusammen-spiel der Arm-, Bein- und Rumpfmuskulatur und verbessern damit ihre Balance-fähigkeit.

Die Säckchen sind aus festem Baumwollstoff leicht zu nähen. Sie füllen sie am besten mit getrockneten Linsen oder Bohnen und nähen die Öffnung der Säck-chen von Hand zu. Auf diese Weise sind schmutzige Säckchen zum Waschen rasch wieder geöffnet und geleert.

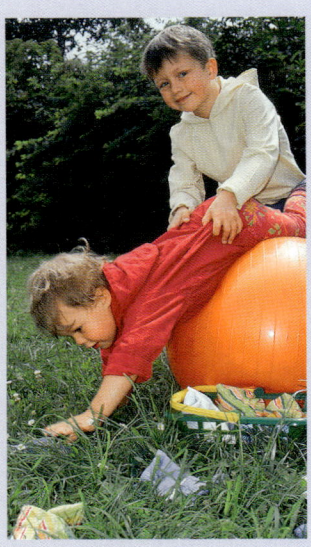

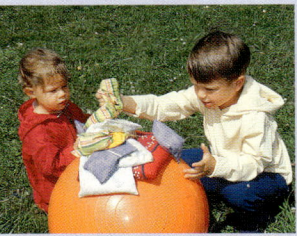

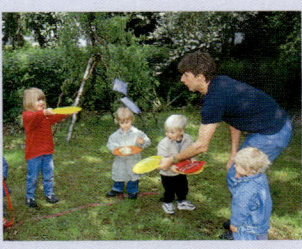

Säckchen türmen

Wie viele Säckchen können die Kinder auf dem großen Ball übereinander legen, ehe er wegrollt? Ein Trick: Zuerst drei bis fünf Beutel auf den Boden legen, um die Auflagefläche des Balls herum.

Plastikteller schleudern

Die Säckchen auf Plastiktellern zu transportieren, begeistert schon die Jüngsten. Leichte Beutel schleudern sie auch gerne mit einem Plastikteller hoch, z. B. zu einem Partner, der sie mit seinem Teller wieder auffängt.

Im Armstütz einsammeln

Ein Kind liegt bäuchlings auf einem großen Gymnastikball und wird von seinem Spielpartner an der Taille gehalten. Es stützt sich vorne mit den Händen ab, wirft Säckchen aus einem Korb (oder Eimer) und sammelt sie anschließend wieder ein. Prima, wenn beides gelingt. Zu manchen Säckchen müssen sich die Kinder weit strecken oder seitlich neigen.

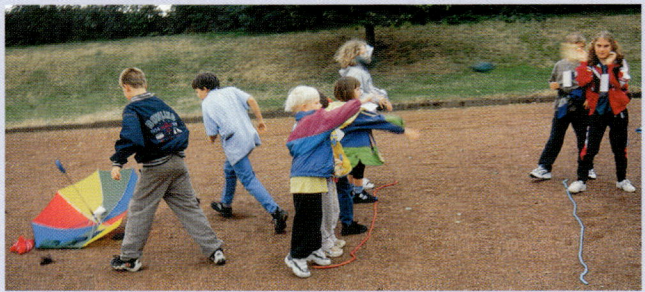

Säckchen werfen

Zwei Kindergruppen stehen einander in vier Metern Abstand gegenüber. Zwei Seile dienen zur Begrenzung. Hinter den Kindern liegen jeweils zwei bis vier aufgeklappte Regenschirme.

Auf Zuruf werfen die Kinder eine Minute lang möglichst viele Säckchen aus dem eigenen Feld in die Schirme der anderen Mannschaft.

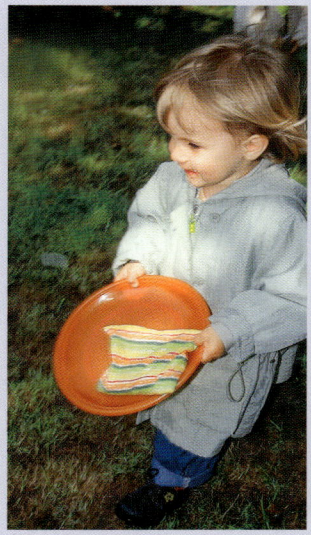

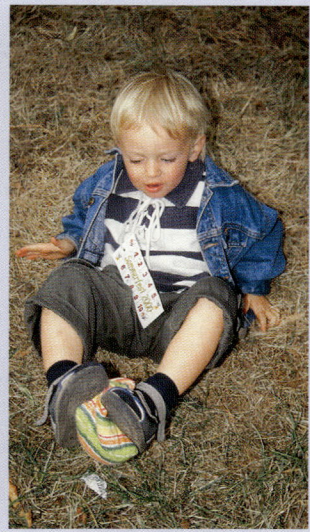

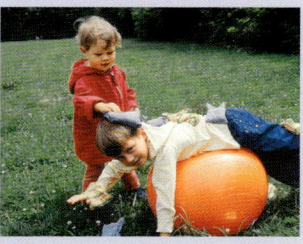

Vollbepackter Flieger!
Ein Kind legt sich als „Flieger" auf den Gymnastikball, rollt vor und stützt sich vorne mit der linken Hand und hinten mit dem rechten Fuß am Boden ab. Wie viele Säckchen kann ihm sein Partner auf seinen Arm, seinen Rücken und auf sein freies, lang gestrecktes Bein legen?

Balancieren und transportieren
Kleine Kinder transportieren die Säckchen anfangs sicherer auf einem Plastikteller. Anschließend fällt es dann leichter, sie auf dem Handrücken, der Schulter oder dem Kopf zu balancieren.

Staugefahr!
Mehrere Spieler sitzen in Reichweite nebeneinander im Kreis. Sie ergreifen einzelne Säckchen – mit den Zehen oder mit beiden Fußinnenseiten –, die ihnen vom linken Nachbarn gereicht werden, und geben sie rechts an das nächste Kind weiter. Je nach Gruppengröße sind zwei bis vier Säckchen im Spiel. Wo bildet sich ein Stau?

2.2 Lange Krepppapierbänder

Lange Tanzbänder sind besonders für Grundschüler reizvolle Spielobjekte. Man muss schon lange Arme und Kraft haben, um sie schwungvoll und weiträumig durch die Lüfte bewegen zu können. Die Kinder können mit den Bändern Kreise, Achter, Wellen, Schnecken, Zacken und Kreuze in die Luft zeichnen. Möchten Kindergartenkinder mitspielen, so werden die Bänder auf die Länge von zwei Metern gekürzt.

Die Fantasie der Kinder wird durch die bunten Krepppapierbänder sehr angeregt. Können sie draußen spielen, so fühlen sie sich durch die hochfliegenden Bänder mit dem Himmel verbunden. Die Bänder werden zu Wolken und Blitzen, die Kinder selbst zu Luftjongleuren oder Gewitterhexen! Alle Kinder zusammen können einen „atemberaubenden Himmel voller Blitze" darstellen oder ein „stürmisches Gewitter mit Wirbelwinden und Donnerschlägen" gestalten. Je mehr Kinder mitspielen, umso interessanter wird das Spektakel. Jeder hat andere Ideen. Alle Ideen sind wertvoll!

Versinken die Kinder in ihren fantasievollen Spielen, so merken sie erst spät, wie anstrengend alle Bandbewegungen für die Arme und den Schultergürtel sind. Mir ist kein anderes Spielmaterial bekannt, das Kinder so lange zu kraftvollen und vielseitigen Bewegungen der Arme und der Hände motiviert. Die Bewegungen der Bänder verdeutlichen die Bewegungen der Arme, indem sie sie vergrößern. So können die Kinder bewusst zwischen kleinen Bewegungen im Handgelenk und großen Bewegungen im Schultergelenk unterscheiden – und zwischen Bewegungen vor oder hinter ihrem Körper oder seitlich davon. Und: In der Bewegung des langen Bandes spiegelt sich immer die Bewegungsgenauigkeit und der Krafteinsatz des einzelnen Kindes wider.

Zwischendurch werden ruhige Spiele notwendig sein. „Blinde" behutsam an den Bändern über Gras und Sandhügel zu führen, beruhigt alle erhitzten Mitspieler.

Das Schmücken der „Spinnenstatuen", das Darstellen von „Spiegelbildern" oder der von allen improvisierte Kreistanz fördern die Harmonie in Kleingruppen. Dabei wird jede Idee gerne akzeptiert! Jeder Einzelne wirkt für sich mit seinen Möglichkeiten und doch brauchen alle Kinder sich gegenseitig.

Krepppapierbänder basteln

Sie benötigen:

- eine Krepppapierrolle (etwa 3 m x 70 cm)
- ein Schaschlik-stäbchen pro Band
- ein wenig Paketklebe-band und
- eine Schere

Krepppapier wird normalerweise in Rollen verkauft. Von diesen Rollen schneiden Sie schmale Stücke (4 bis 5 cm) ab, die, wenn man sie entrollt, lange schmale Bänder ergeben. Damit man die Krepppapierbänder gut bewegen kann, müssen Sie nun noch jeweils an ein Ende der Bänder mit einem dünnen Streifen Paketklebeband ein Schaschlikstäbchen kleben.

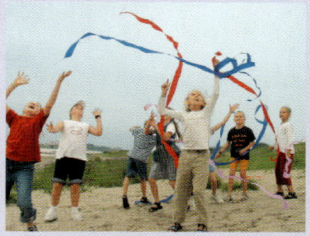

Stürmisches Gewitter

Alle Kinder tun sich zusammen, um ein ordentliches Gewitter darzustellen. Dabei machen alle Kinder gleichzeitig schwungvolle, aber jeweils unterschiedliche Bewegungen mit den Krepppapierbändern. Manche Kinder kreisen die Bänder zu „Wirbelwinden" in der Luft, über und neben dem Körper. Andere lassen in Wellenbewegungen „Wolken" um sich fliegen. Werfen sie die Stäbchen weit hoch, so können sie zwei „Donnerschläge" klatschen. Zwischendurch sollten alle Kinder dieselben Bewegungsideen üben, z. B. im Kreis. Dadurch erweitern sie ihr Bewegungsrepertoire mit den Bändern und einigen sich auf Bezeichnungen einiger Bewegungen.

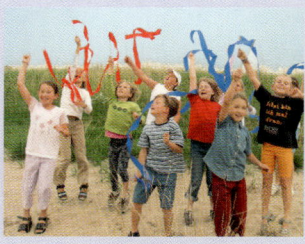

Blitze zucken

Blitze zucken vom Himmel! Gemeinsam veranstalten die Kinder ein Riesenspektakel. Erst schleudern sie die Bänder durch schwungvolles Heben der Stäbchen hoch zum Himmel. Von oben ziehen sie die Stäbchen im schnellen Zickzack herab.

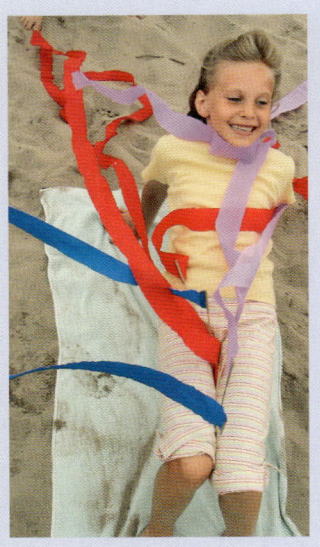

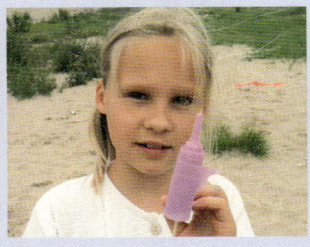

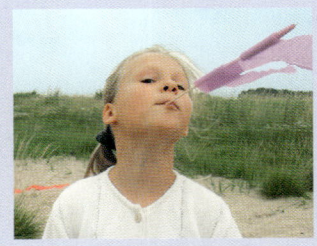

Stäbchen abwickeln

Jedes Kind versucht, das lange Krepppapierband auf das Stäbchen aufzuwickeln. Das erfordert Geschick und Geduld. Doch wer kann das Band dann durch Kopfschwünge, ohne Hilfe der Hände, wieder abwickeln? Es funktioniert, wenn man das saubere Ende seines eigenen Stäbchens mit den Zähnen festhält und den Kopf mit Blick zum Boden kreisen lässt.

Spinnenstatuen

Ein Kind stützt sich als „Spinne" rücklings auf seine Hände. So kann es die anderen Mitspieler dabei beobachten, wie sie ihm die bunten Bänder schön über den Bauch, die Schultern und Beine drapieren.

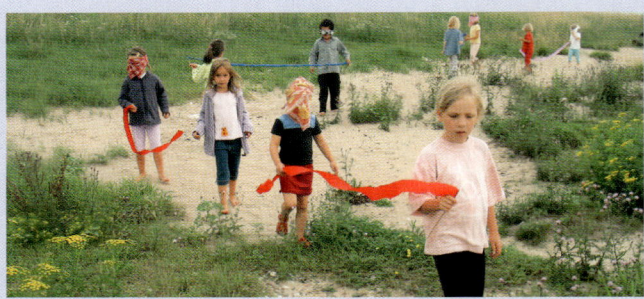

Blinde führen

Die Kinder spielen paarweise zusammen. Dabei werden jeweils einem Kind die Augen verbunden. Dieses Kind hält das Ende eines Krepppapierbands in den Händen. Sein Partner zieht es langsam und vorsichtig am Stäbchen auf der anderen Seite des Krepppapierbands durch die Landschaft. Er muss einen ebenen Weg wählen und das „blinde" Kind vorausschauend ziehen.

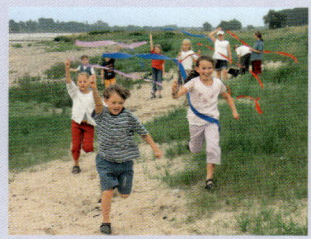 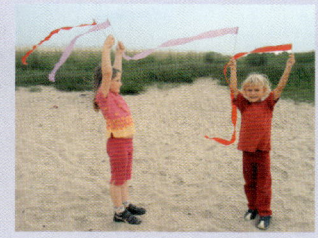 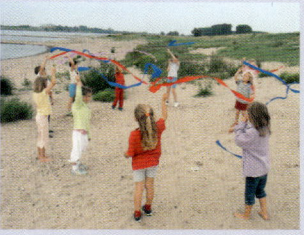

Sternschnuppenlauf

Die Kinder finden sich in kleine Gruppen von vier bis sechs Kindern zusammen. Diese Gruppen veranstalten nacheinander den „Sternschnuppenlauf". Dabei müssen die Kinder versuchen, mit hoch erhobenen Bändern eine längere Wegstrecke zu rennen, gleichzeitig aber immer als Gruppe eng zusammenzubleiben. Die übrigen Kinder der anderen Gruppen setzen sich seitlich des Wegs, am besten in die Mitte der ganzen Strecke. Bleiben die rennenden Kinder wirklich eng beieinander, so sehen sie für die anderen wie eine riesige, vorbeisausende Sternschnuppe aus.

Kreisende Spiegelbilder

Kleinen Kindern gibt man kürzere Bänder. Dann können auch sie die Bänder in großen Kreisen mit gestreckten Armen vorne hoch- und hinten runterziehen. Gelingt es auch andersherum? Auch mit zwei Bändern? Wie werden kleine Kreise aus dem Handgelenk geschwungen? Nun stellen die Kinder sich als Spiegelbilder voreinander. Eines kopiert etwa eine Minute lang die Bewegungsideen des anderen, dann wird gewechselt.

Kreistanz mit Sternschnuppen

Die Kinder stellen sich in einem Kreis mit einem Durchmesser von 3 Metern zueinander auf. Zuerst überlegt sich jedes Kind mit seinem Band eine tolle Bewegungsidee zum Thema „Sternschnuppe". Dann darf reihum jedes Kind den anderen seine Idee vormachen und seine Bewegung etwa eine halbe Minute wiederholen. Auf diese Weise haben die anderen Kinder Zeit, diese Bewegung nachzuvollziehen und ebenfalls mehrmals zu wiederholen.

2.3 Große Tücher und Bettlaken

Alte Tischdecken, Bettlaken, Schultertücher und Stoffreste – große Tücher faszinieren kleine wie große Kinder. Sie sind kuschelweich und reißfest zugleich. Mit ihnen können Kinder wunderbar zusammen tanzen, raufen, wetteifern und entspannen. Verschiedene Tücher finden sich in jedem Haushalt und können ohne Aufwand überallhin mitgenommen werden.

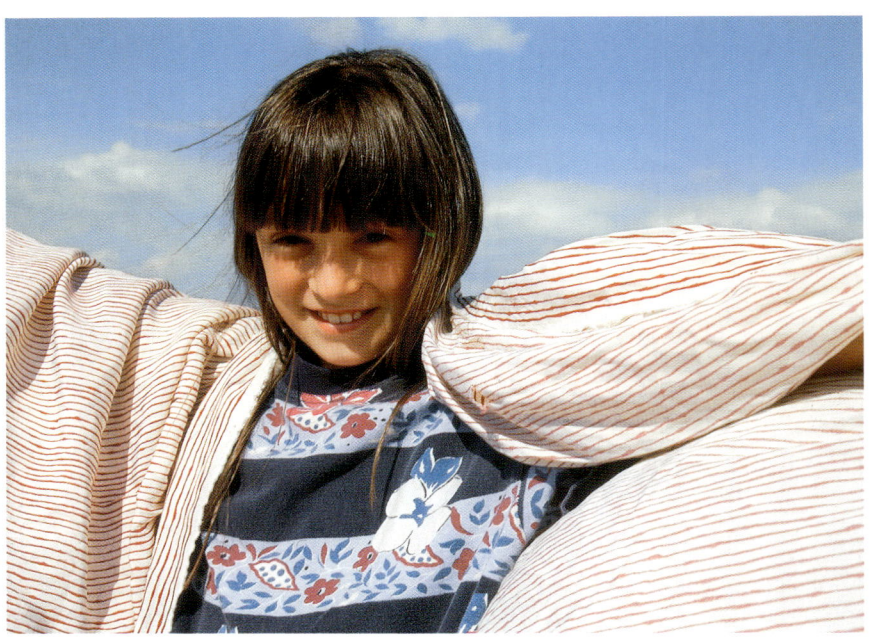

Wenn Kinder mit zarten Tüchern in den Händen laufen, springen und sich drehen, ähneln sie den Wolken am Himmel. Dieser Vergleich bietet sich zum Einstieg in die folgenden Gruppen- und Partnerspiele an. Zarte Stoffe reagieren auf jeden Zug und Schwung so wendig wie kein anderes Material. Feste, schwere Stoffe tragen auch schwere Gewichte, selbst die größten der bewegungslustigen Kinder! Knäulen wir sie zusammen, so entstehen große Stoffhaufen. Sie verlocken Kinder, hineinzuspringen, sich vor den anderen zu verstecken. Was noch ist mit den Tüchern möglich? Die Kinder werden zu kleinen Entdeckern. Sie falten, spannen, werfen, bauen und gestalten gemeinsam um.

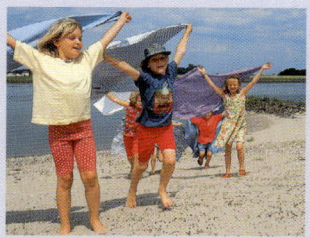

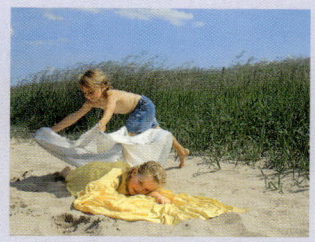

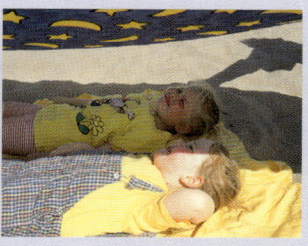

Tüchertanz

Im Tüchertanz zu stimmungsvoller Musik laufen, galoppieren und springen die Kinder mit hoch erhobenen Tüchern oder sie bewegen die Tücher um sich herum. Am Ende des Liedes können sich die Kinder gegenseitig schöne oder lustige Tanzideen vormachen. Dann wird wieder frei improvisierend getanzt.

Von Wolken zugedeckt

Ein Kind darf sich hinlegen. Sein Spielpartner weht ihm mit seinem Tuch, seiner „Wolke", leichten Wind über den Körper und deckt es anschließend sanft mit der „Wolke" zu.

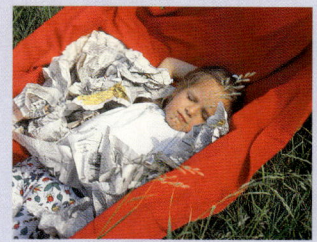

Im Raschelbett

Die Tischdecke vom Spiel mit der „Riesenhängematte" (nächste Seite) verwandelt sich mit vielen Zeitungspapierknäueln in ein „Raschelbett". Wer darin liegen darf, den streichelt das schwingende Tuch sanft, und die Papierknäuel knistern leise dazu.

Unterm Sternenhimmel

Unter einer Sternendecke zu liegen, entspannt herrlich. Die Sterne werden mit etwas Doppelklebeband auf ein großes durchschimmerndes Tuch geklebt oder mit Stofffarbe aufgemalt. Vier Kinder oder zwei Erwachsene halten und schwingen das ausgebreitete Tuch sanft zirka einen Meter über dem Boden. Immer zwei Kinder dürfen unter dem Tuch liegen und gemeinsam genießen. Sie verfolgen die bewegten Sterne mit den Augen.

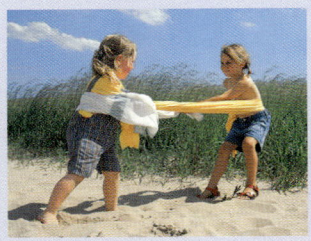

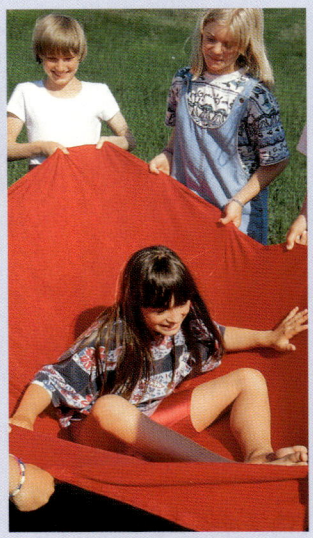

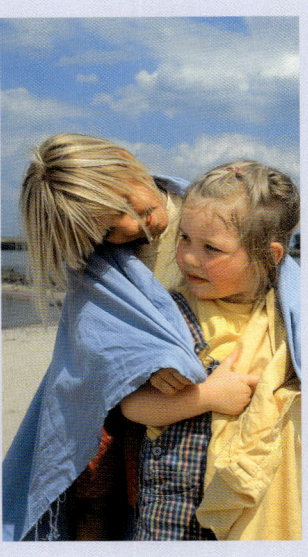

Sumo-Ringen

Zwei Kinder wickeln sich je ein Ende eines langen, dünnen Tuchs um den Rücken und halten dieses mit beiden Händen fest. Sie stellen sich im maximalen Abstand zueinander auf. Hinter ihnen werden zwei begrenzende Linien in den Sand gezogen oder mit Seilen gelegt. Auf Zuruf versuchen die Kinder, einander über die eigene Grenzlinie zu ziehen.

Riesenhängematte

Eine feste Tischdecke wird zur Hängematte oder zum Schwungtuch umfunktioniert: Alle Kinder helfen mit und fassen die Decke außen in gleich großen Abständen an. Nun legt sich ein erstes Kind in die Mitte und wird von den anderen angehoben. Jedes Kind wird einmal durchgeschüttelt, hin und her gewiegt und, auf Zuruf, zu einem anderen Platz getragen.

Umarmungen

Die Kinder tanzen mit ihren Tüchern zu Musik vom Band. Wird diese gestoppt, so finden sie sich immer wieder neu zu zweit zusammen. Zuerst umarmen immer die größeren Kinder ihren kleineren Partner sanft mit dem Tuch. Später dürfen die kleineren Kinder die größeren mit ihrem Tuch umspannen, wobei sich die größeren Kinder dafür bücken oder sich vor die kleineren Kinder hinhocken.

2.4 Plastiktüten

Dünne Plastiktüten sind luftig-leicht, blähen sich im Wind auf und lassen sich formen. Die Kinder toben, tanzen, gestalten und experimentieren gerne mit ihnen. Die folgenden Gruppenspiele stärken das Gemeinschaftsgefühl. Das eher ungewöhnliche Material verlockt auch schüchterne und bewegungsunlustige Kinder dazu mitzuspielen. Es sind lustige und wohltuende Spiele ohne einen Leistungsanspruch, ohne Wetteifern. Die Kinder sammeln „Luftteilchen" und formen Plastiktütenbälle. Sie klopfen Rhythmen, suchen mit verbundenen Augen und tanzen mit selbst gebastelten Windrädern.

Eine Rolle von zwanzig Tüten mit oder ohne Henkel ist günstig und passt für Ausflüge in die Handtasche. Tüten mit Henkeln sind handlicher. Doch bunte, große Tüten, die Kinder besonders mögen, gibt es leider nur selten mit Henkeln.

Zu Ängsten, die Kinder könnten sich die Tüten über den Kopf ziehen, besteht dann kein Anlass, wenn wir die Kinder vor Beginn der Spiele auf die Erstickungsgefahr hinweisen, das Über-den-Kopf-Ziehen eindringlich untersagen und die Kindergruppe jederzeit übersichtlich zusammenhalten. Ich möchte hinzufügen, dass ich es in mehreren Jahren mit keiner Kindergruppe erlebt habe, dass es ein Kind dennoch tat. Und gleichzeitig möchte ich betonen, dass Spiele mit Plastiktüten alle Gruppen immer enorm begeistert haben, kleine Kinder wie auch Jugendliche.

Für die im Folgenden aufgeführten „Tütenball-Spiele" werden aufgeblähte Tüten an der Öffnung mit einer Hand zusammengefasst und dann mit der anderen Hand am unteren Ende zugedreht. Dieser „Verschluss" hält bei zarten Tüten eine gute Weile, auch wenn die Kinder die Bälle sanft anstupsen.

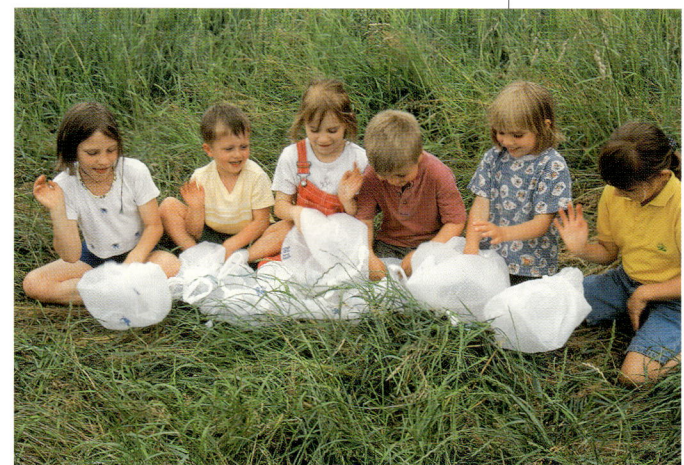

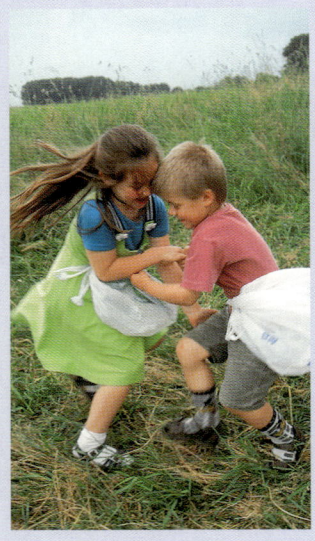
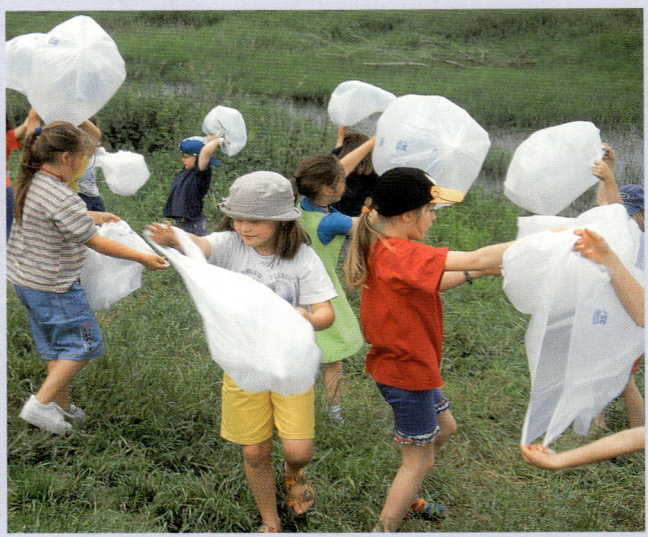

Tütenbälle klopfen

Zwei Kinder bekommen die Tütenbälle, locker zugeknotet mit einem Wollfaden, über dem Po gebunden. Sie geben sich die rechte Hand und versuchen, einander mit der linken auf die Tüte zu klopfen.

Luftteilchen sammeln

Die Kinder halten die Tüten beidhändig an den Henkeln oder, breit gefasst, an der Öffnung und ziehen sie so vor dem Körper hin und her, dass sich die Tüten aufblähen. Sie sammeln knapp über dem Boden, hoch in der Luft und rund um den Körper „Luftteilchen". Älteren Kindern ist das Ganze auch mit einer Hand möglich.

Rhythmen trommeln

(s. Abb. Seite 93)

Die Kinder sitzen nebeneinander und trommeln auf den zugeknoteten Tütenbällen von Ihnen vorgegebene Rhythmen. Welche Rhythmen möchten die Kinder selbst vorschlagen?

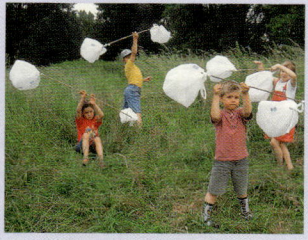
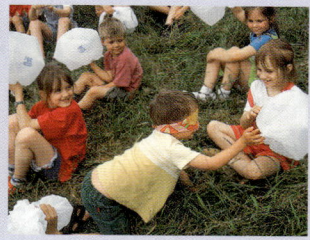
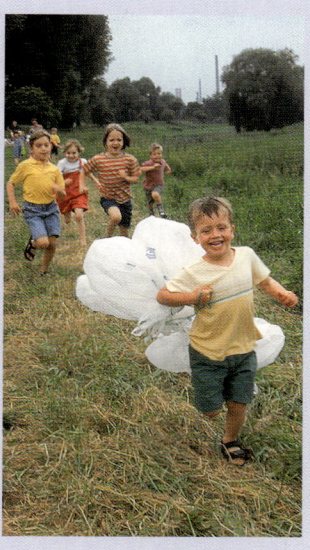

Windräder

Sie benötigen einen Stab (etwa 1 m) und zwei Tüten, die zugeknotet an die Enden des Stabes gebunden werden. Fassen die Kinder die Stäbe mittig, so können sie diese einhändig durch geschickte Bewegungen der Finger um den Mittelpunkt drehen. Leichter ist es aber, immer mit zwei Händen umzugreifen.

Blinder Krabbler

Die Kinder sitzen mit ihren Tütenbällen in einem Kreis mit einem Meter Abstand zueinander. Ein Kind, der erste „blinde Krabbler", bekommt die Augen verbunden, wird in die Mitte geführt und wartet dort im Vierfüßlerstand. Auf das Handzeichen des Spielleiters beginnt ein einzelnes Kind, auf seinem Tütenball zu trommeln. Der „Krabbler" muss es nun finden und mittrommeln.

Fang ihn, drück ihn!

Mehrere Plastikbälle werden an einen längeren Wollfaden gebunden. Ein „Läufer" bekommt den Wollfaden in die Hand, rennt fort und zieht die Ballons hinter sich durch die Luft. Auf Kommando läuft eine kleine Gruppe Kinder hinterher und versucht, einzelne Ballons, mit beiden Händen klatschend, platt zu drücken.

2.5 Nachtspiele mit Taschenlampen

Nachtspiele sind anfangs immer ein aufregendes Erlebnis. Im Dunkeln sieht alles anders aus. Man spürt, hört und riecht mehr. Die Kinder werden rasch ruhiger und genießen das Lichterspiel mit Taschenlampen. Ähnlich wie das Laternenlaufen ist eine Abendwanderung mit Taschenlampen ein sinnliches Erlebnis, perfekt für eine Familienaktion am Wochenende oder in einer größeren Gruppe für einen ungewöhnlichen Kindergeburtstag.

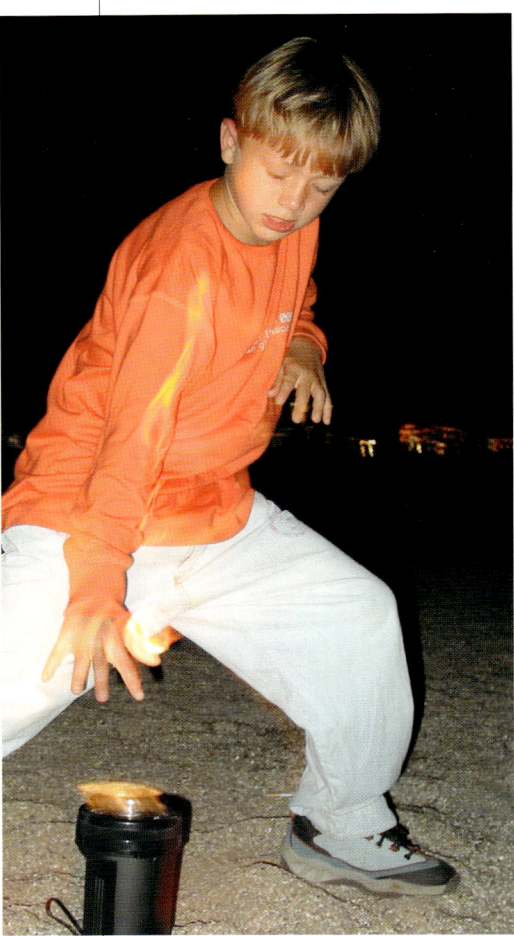

Für kleine Kinder ist im Dunkeln alles ungewohnt, sie brauchen Sicherheit durch unsere Nähe. Die ersten Nachtwanderungen würde ich besser nicht unter ein gespenstisches Motto stellen. Manche Kinder könnten sich sonst ängstigen und die Lust an Nachtspielen für lange Zeit verlieren.

Die Nachtspiele brauchen nur wenig Vorbereitung. Die Kinder sollten helle, langarmige Kleidung tragen und lieber einen Pulli oder eine Jacke zu viel als zu wenig mitnehmen. Unterschiedlich große Taschenlampen mit verschieden breiten Lichtkegeln machen die Spiele besonders interessant. Jedes Kind sollte eine eigene Taschenlampe mitnehmen dürfen. Achten Sie auf volle Batterien, damit der Lichtstrahl weit reicht. Für die folgenden Spiele benötigen Sie ein Seil, ein Halstuch, ein paar kleine Spielsachen oder Naturmaterialien.

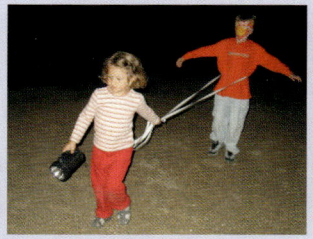 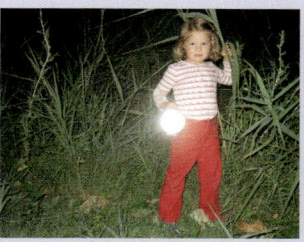

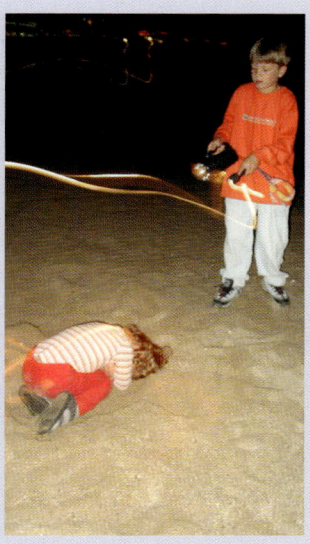

Blind vertrauen

Die Kinder spielen paarweise zusammen. Zuerst werden dem älteren eines jeden Paares die Augen verbunden und ein Seil um den Rücken gelegt. Das eine Seilende darf dieses Kind vor seinem Bauch festhalten. Am anderen Seilende zieht sein Spielpartner und führt es langsam schreitend über eine Wiese oder den Strand. Dann werden die Rollen getauscht.

Nachtwanderung

Nachtwanderungen mit Taschenlampen sind immer ereignisreich, egal, wo Sie mit den Kindern entlanggehen. Alles sieht verändert aus. Neue Geräusche wecken die Aufmerksamkeit der Kinder. Wer begegnet Ihnen? Treffen Sie auf nachtaktive Tiere? Dann beleuchten Sie vorsichtig deren Umgebung!

Kinder suchen

Ein oder mehrere Kinder verstecken sich, auf dem Boden kniend, in einem zuvor benannten Gebiet. Ein Spieler darf diesen Bereich mit zwei Taschenlampen absuchen und den gefundenen Kindern die Lichtkegel über den Rücken tanzen lassen.

97

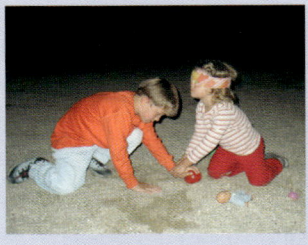

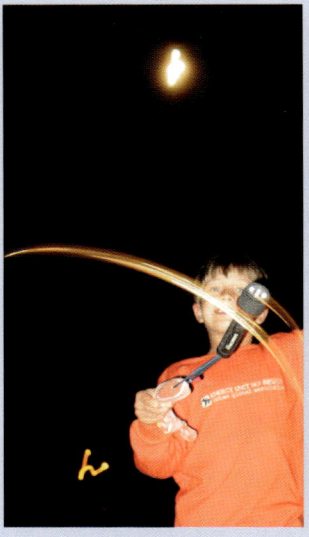

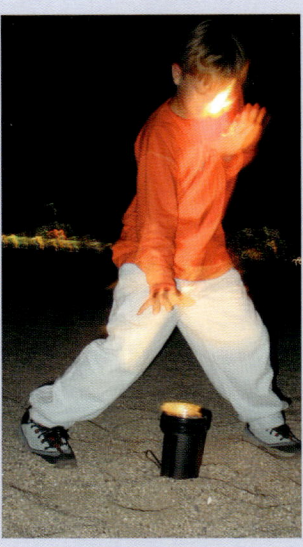

Schleichender Dieb

Um ein kniendes Kind herum werden kleine Spielsachen oder Naturmaterialien gelegt. Dann werden ihm die Augen verbunden. Ein bis drei Spielpartner dürfen sich als „Diebe" von verschiedenen Seiten anschleichen. Hört das kniende Kind einen Dieb, so zeigt es mit dem Arm auf diesen und der Dieb muss ausscheiden, ohne seine Beute mitnehmen zu dürfen. Wie viele Teile werden dem Kind mit den verbundenen Augen gemopst?

Geschleuderte Lichtkegel

An eine leichte Taschenlampe werden eine Schnur und daran ein Halstuch geknotet. An diesem Halstuch hält ein Kind die Taschenlampe fest und schwingt sie mit großen Armkreisen im Schultergelenk oder mit kleineren Unterarm- und Handkreisen um den Körper. Die geschleuderten Lichtkegel sind weit zu sehen. Jedes Kind kann eine einminütige Vorführung geben!

Im Lichtkegel tanzen

Eine breite Taschenlampe wird mit dem Lichtkegel nach oben auf den Boden gestellt. Ein Kind darf, sich darüber beugend, um sie herum tanzen. Die anderen sehen zu und sind anschließend dran.

2.6 Breite Gummibänder

In der Physiotherapie wird seit einigen Jahren mit breiten, weichen Gummibändern gearbeitet. Deshalb werden sie häufig „Thera-Bänder" genannt. Viele Vereine nutzen sie in der Gymnastik. Vielleicht können Sie sie dort für einen Tag ausleihen. Ansonsten finden Sie die Bänder in Sanitätshäusern und Sportgeschäften. Der Kauf von etwa sechs Bändern mit je einem Meter Länge lohnt sich sehr.

Kinder sind von der enormen Elastizität und Geschmeidigkeit der breiten Gummibänder fasziniert. Wortwörtlich „spannende Spiele" werden da möglich im Kinderzimmer, auf der Wiese und am Strand. Die Elastizität der Bänder lässt in allen Spielen den Gegensatz von Anspannen und Verspannen zu Lockern und Entspannen spürbar werden. Die Kinder ziehen die Gummibänder schwungvoll durch die Luft, umwickeln Körperteile mit ihnen, balancieren auf den Gummibändern, ziehen und verknoten sie. Sie wickeln sich mit den Bändern ein oder legen sie zu Bildern aneinander. Etwas Konzentration, bewusste Koordination von Händen und Beinen, Krafteinsatz und Vorsicht zugleich sind nun gefragt!

Beim Kauf beachten:

In Fachgeschäften werden die Gummibänder in der gewünschten Länge von der Rolle abgeschnitten. Oft werden sie in verschiedenen Farben mit jeweils unterschiedlicher Elastizität angeboten. Für Kinder empfehlen sich die beiden nachgiebigsten Stärken. Für größere Gruppen sind Bänder mit unterschiedlicher Länge von 80 cm bis 120 cm reizvoll. Die kürzeren Bänder sind für kleine Kinder handlicher.

Vor dem Spielen Vorsichtsmaßnahmen vereinbaren:

Die Kinder dürfen sich nie das Gummiband um den Hals wickeln! Und: Nie das Gummiband auf ein anderes Kind schwingen, schlagen oder schnappen lassen!

Kleine Kinder sollten nur in der Nähe eines Erwachsenen mit den Bändern spielen!

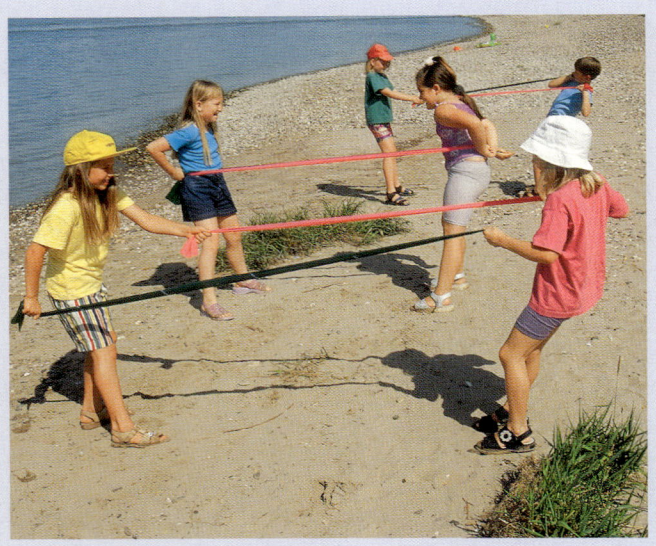

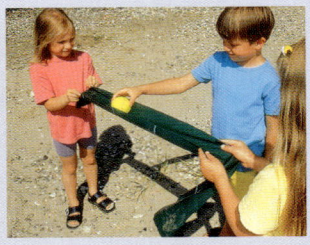

Die Rollbahn

Diese Rollbahn wird zur Konzentrationsaufgabe: Zwei Kinder fassen je ein Ende eines Gummibandes. Sie gehen nur so weit auseinander, dass das Band zwischen ihnen etwas herabhängt. Ein drittes Kind legt einen kleinen Ball in die Mitte des Gummibandes. Nun heben und senken die beiden Spieler das Band behutsam, damit der Ball hin- und herrollt.

Wettziehen

Beim Wettziehen zu zweit müssen die Enden eines Gummis unbedingt auf Höhe des Bauchs festgehalten werden. Loslassen und schnappen lassen ist verboten! Auf das Startkommando versuchen beide Spielpartner, eine halbe Minute lang den anderen in die eigene Richtung zu ziehen. Wie viele Meter konnte jedes Kind von seinem Startplatz aus zurückgehen?

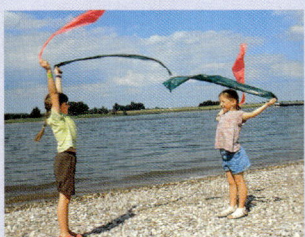

Große Windräder

Zwei Kinder stehen einander als „große Windräder" mit drei Metern Abstand gegenüber. Sie schwingen ihre Bänder gleichzeitig von vorne über den Kopf nach hinten.

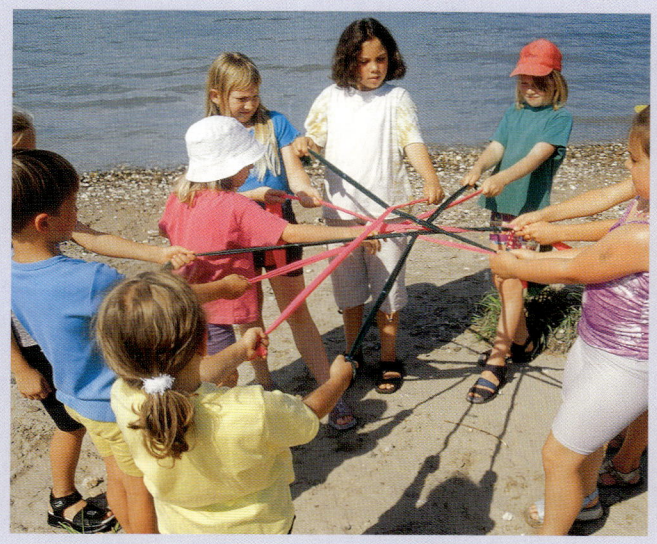
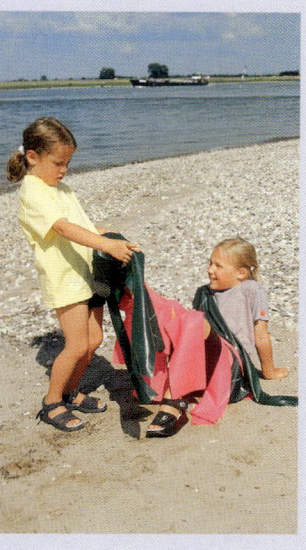

Das Spinnennetz

Dieses Spinnennetz aufzu-
bauen, ist eine schwierigere
Aufgabe, die etwas Geschick
und eine gute Zusammen-
arbeit erfordert. Immer zwei
sich gegenüber stehende
Kinder halten dasselbe Band.
Alle Bänder kreuzen einander an einem Knotenpunkt
in der Mitte des Netzes.
Haben alle zugefasst und
stehen in einem Kreis, so
können sie auf Zuruf das
Netz mehrmals „auseinan-
der spannen" und wieder
schrumpfen lassen. An-
schließend kann die Kindergruppe ein Netz mit doppelt
so vielen Bändern gestalten,
indem jedes Kind mit bei-
den Händen zwei verschie-
denen Bänder festhält.

Eine bewegliche Kleiderstange

Ein Kind verwandelt sich in
eine „bewegliche Kleider-
stange": Während es etwa
zwei Minuten lang sitzt,
kniet, aufsteht, also langsam
immer wieder die Körper-
positionen wechselt, legt
ihm ein Mitspieler mög-
lichst viele Bänder auf verschiedene Körperteile. Die
Schlussposition mit einem
Foto festhalten! Das motiviert die Kinder zu eigenwil-
ligen Kreationen.

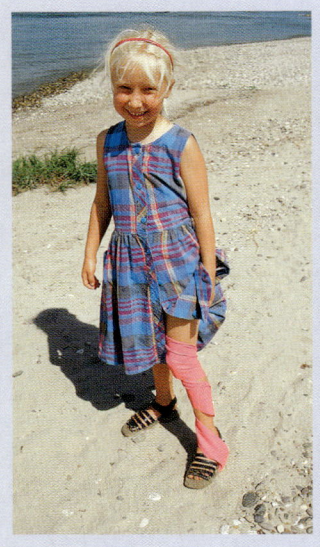

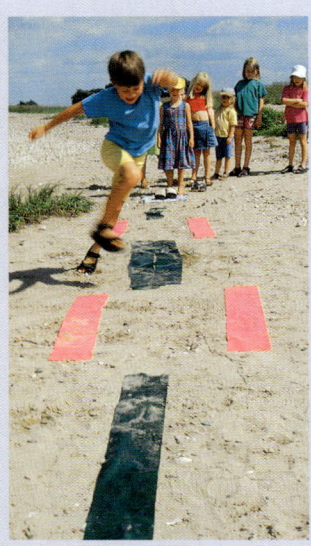

Tanz, Tanz, Tanz

(ohne Abb.)

Temperamentvolle Musik motiviert Kinder zum Tanzen und zum Erfinden lustiger Bewegungen. In Wellen- und Schlangenbewegungen ziehen die Kinder dabei Bänder über den Boden und schwingen sie in der Luft.

Einbeinig springen

(ohne Abb.)

Es macht großen Spaß, einen Fuß ins Gummiband zu pressen und dann einbeinig zu federn, sich zu drehen oder gar mit einem zweiten Kind um die Wette vorwärts zu springen.

Lustige Ideen zeigen

Ein Kind wickelt sich eine Bandage um das Bein. Dann schwingt es diese Bandage ohne Hilfe der zweiten Hand, nur durch Kreisen des angehobenen Unterschenkels wieder ab. Welches Kind möchte eine andere lustige Bewegungsidee mit dem langen Gummi zeigen?

Die Sprungbahn

Die Kinder legen sich mit den bunten Bändern eine Sprungbahn, die an das klassische Spiel „Kästchen hüpfen" erinnert: Mal liegen zwei Bänder parallel nebeneinander, dahinter nur eins, dann wieder zwei, usw. Nun können die Kinder über eine lange Bahn springen, Kombinationen von Streck-, Kreuz-, Lauf- und Drehsprüngen erfinden, den anderen Kindern ihre Ideen vormachen oder versuchen, deren Ideen nachzumachen.

2.7 Stühle

Mit alten Holzstühlen, Rattansesseln, Hockern, Kinderbänken und allen anderen stabilen, nicht klappbaren Stühlen lässt sich wunderbar spielen und sich bewegen. Die Kinder können auf all diesen Stühlen Schwebepositionen suchen, im Knien, Stehen, Sitzen oder Liegen. Dabei strecken sie den Körper lang, heben mindestens einen Arm weit vom Stuhl weg, strecken dazu ein Bein und balancieren möglichst zehn Sekunden. Haben die Kinder alleine viele Möglichkeiten gefunden, so wird es ihnen auch zu zweit gelingen. Wie viele verschiedene Sitzpositionen finden sie?

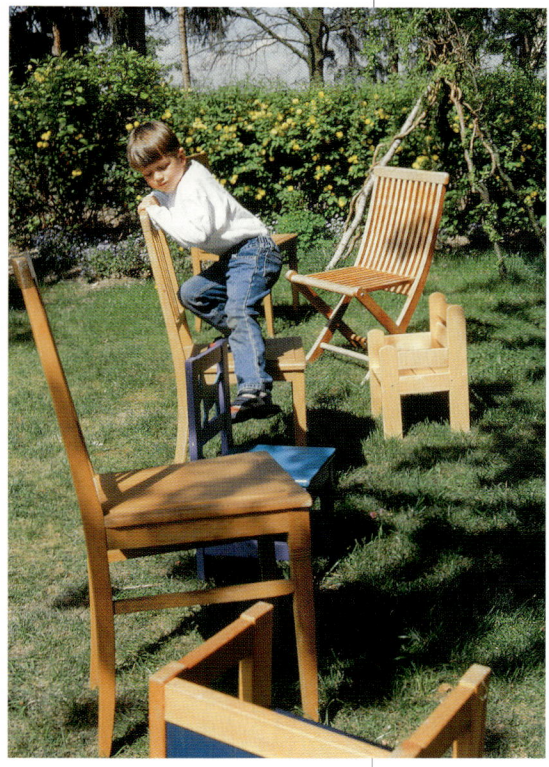

Großen Spaß haben Kinder, wenn sie sich über längere Stuhlreihen fortbewegen dürfen. Zuerst stellen sie stabile Stühle kippsicher hintereinander auf. Bei geringen Abständen krabbeln oder kriechen sie auf dem Bauch voran. Bei größeren Abständen schreiten sie barfuß von Sitzfläche zu Sitzfläche.

Ältere Kinder können mehrere ältere Stühle und Rattansessel zu riesigen Skulpturen zusammenbauen. Mit leichten Gartenstühlen können sie außerdem erproben, wie stark und geschickt sie sind, wie viele Stühle sie auf einmal tragen können. Die Kinder brauchen mindestens einen Partner für alle diese Spiele, die sich auch für das Spielen in größeren Kindergruppen, z. B. an Geburtstagen, anbieten. Vielleicht darf ein alter Stuhl abgeschmirgelt und als Geburtstagsstuhl bunt bemalt werden?

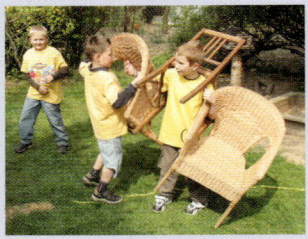

Mit Stühlen bepackt

Wie viele leichte Stühle kann ein Kind in möglichst aufrechter Haltung tragen? Seine Helfer überlegen mit und reichen ihm geeignete Stühle an. Wie kann ein großes Kind (ab 8 Jahren) drei Stühle mit den Armen und Händen zugleich gut festhalten?

Hindernisse überschreiten
(s. Abb. Seite 103)

Gerne stellen Kinder die Stühle absichtlich so hin, dass Stuhllehnen beim Überqueren extra im Weg sind. Sie überwinden diese dann vorsichtig balancierend. Zuvor sollten sie einige Male ohne Hindernisse über die Stuhlreihe gegangen sein, damit sie lernen, sich sicher zu bewegen.

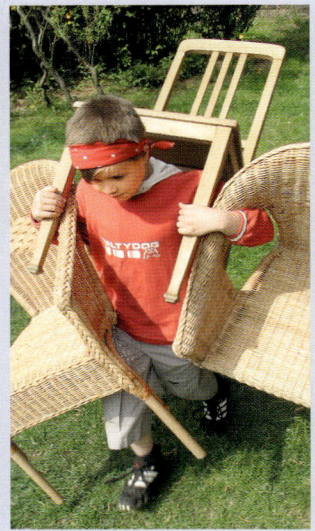

Drei Stühle transportieren

Zwei Mannschaften mit mindestens drei Kindern bepacken nacheinander jeden Mitspieler wie im Spiel oben links („Mit Stühlen bepackt") beschrieben. Diese tragen nacheinander zwei (oder drei) Stühle gleichzeitig über eine kurze Strecke. Ältere Kinder lieben es, wenn die Zeit dabei gestoppt wird.

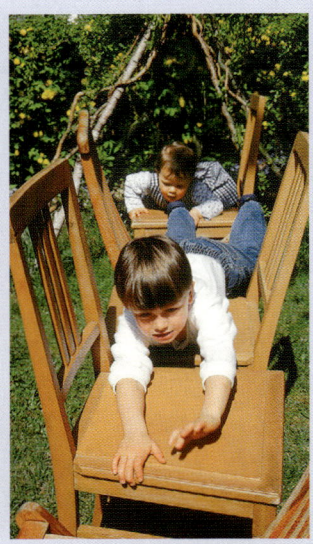

Lange Stuhlreihen

Die Kinder stellen Stühle ohne Armlehnen zu einer stabilen Stuhlreihe eng hintereinander auf. Die Rückenlehnen werden nach außen gedreht. Die kleinen Abstände zwischen den Stühlen sind kriechend und krabbelnd gut zu überwinden.

2.8 Selbstbehauptung – Selbstverteidigung

Mit dem Thema „Selbstbehauptung" und kindgerechten Verteidigungsmöglichkeiten können sich Kinder nicht nur in Selbstverteidigungskursen, sondern auch zu Hause und im Schulsport auseinander setzen! Üben Sie mit ihnen in Partnerspielen, wie sie in gefährlichen Situationen reagieren können, um sich zu schützen, und machen Sie in Gesprächen an vielen Beispielen deutlich, wie die Kinder auch selbst Gefahren vorbeugen können.

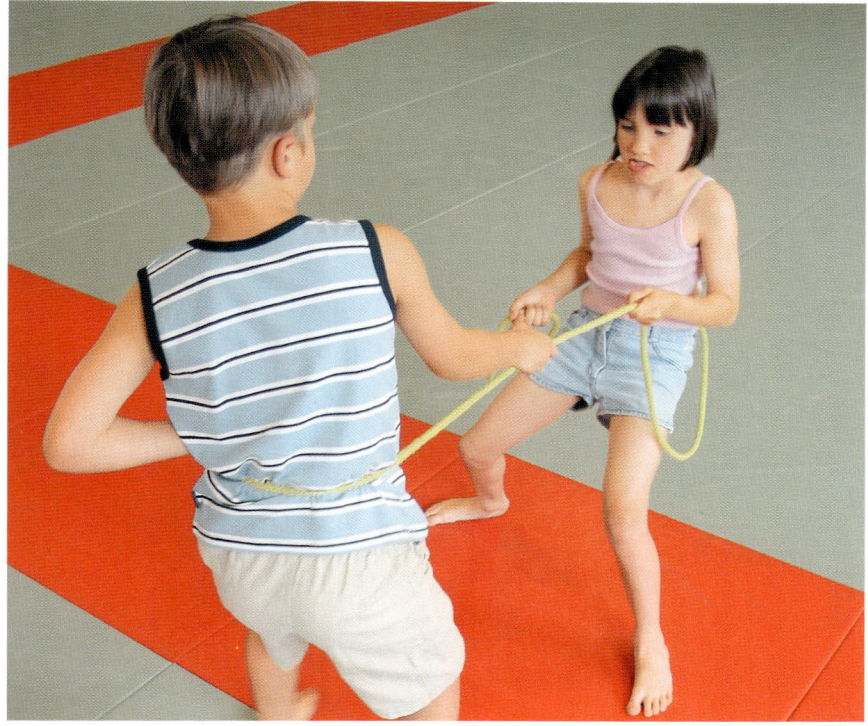

Die Partnerspiele zur Selbstverteidigung setze ich absichtlich ans Ende des Kapitels „Kooperationsspiele". Zweikampfsituationen nachzuspielen, erfordert großes Einfühlungsvermögen, Behutsamkeit und viele gegenseitige Hilfen. Mit Freunden, denen sie zutrauen, dass sie ihnen nie absichtlich wehtun würden, können Kinder gut körperliche Abwehr üben.

Mit Vorschülern und Erstklässlern können Eltern und ErzieherInnen besprechen, wie die Bedrohung durch schlagende gleichaltrige, ärgernde ältere Kinder oder durch Erwachsene aussehen könnte. Es ist gut, ihnen wiederholt zu sagen, was sie in einem solchen Fall tun sollen. Wichtig: Die PädagogInnen müssen sich dabei mit den Eltern einheitlich absprechen. Sechs- bis Achtjährige sind im perfekten Alter, um Judo zu erlernen. Den spielerischen und immer fairen Zweikampf lernen hier sowohl sehr schüchterne wie auch häufig wilde Kinder.

Ab der zweiten Klasse können die Kinder erste Angriffe abwehren lernen. Ideal für diese Altersgruppe ist eine Kombination aus Gesprächen und Übungseinheiten aus Verteidigungstechniken. In Köln biete ich gelegentlich Wochenendkurse für Mädchen und Jungen ab acht Jahren an. Ich benenne dort immer die wichtigsten Vorsichtsmaßnahmen und die Verhaltensempfehlungen in konkreten Gefahren. In diesem Zusammenhang beginnen die Kinder regelmäßig, von sich aus Erlebtes zu erzählen, und fragen nach, wie sie sich in konkreten Situationen verhalten sollen.

Für Kinder ab zehn Jahren ist die Judo-Sportart Ju-Jutsu die ideale Selbstverteidigungsschule!

Kinder können Gefahren vorbeugen! Bitte lesen Sie diesen Text Kindern vor!

Wenn du abends alleine nach Hause oder zu Freunden gehst, dann gehe gut beleuchtete Wege, auf denen auch andere Fußgänger oder Autofahrer unterwegs sind. Meide dunkle, unheimliche Abkürzungen. Bist du alleine und hast Angst vor jemandem, der dir im Weg steht, dann höre immer auf dein ungutes Gefühl (!) und nimm einen anderen Weg, auch wenn er länger ist.

Wenn du einmal Schritte hinter dir hörst, die dir folgen, drehe dich bewusst um. Vergewissere dich, ob dir jemand folgt – ob aus Spaß oder als Bedrohung. Vielleicht hattest du umsonst Angst. Bedroht dich aber ein Kind, eine Gruppe oder spricht dich ein Erwachsener komisch an, dann such dir direkt Hilfe. Rufe einem anderen Erwachsenen in deiner Nähe direkt zu, beispielsweise „Sie da mit dem Hund! Bitte helfen Sie mir!". Klingle in der Not an der nächsten Tür! Bitte bei deinen Freunden darum, deine Eltern anrufen zu dürfen, bevor du losgehst.

Vermeide es, lange vor der Abfahrtzeit an der Bushaltestelle zu stehen. Stelle dich an den beleuchteten Straßenrand! Bevor du dich einer Gefahr aussetzt, z. B. ans Trampen denkst, versuche zu Hause anzurufen oder nimm ein Taxi. Habe immer einen „Not-Euro" oder eine Telefonkarte in der Tasche.

Trage deinen Schlüssel nicht sichtbar am langen Band um den Hals, auch wenn es cool sein soll. Andere könnten dich damit, auch aus Versehen, verletzen.

Spiele zum Einstimmen

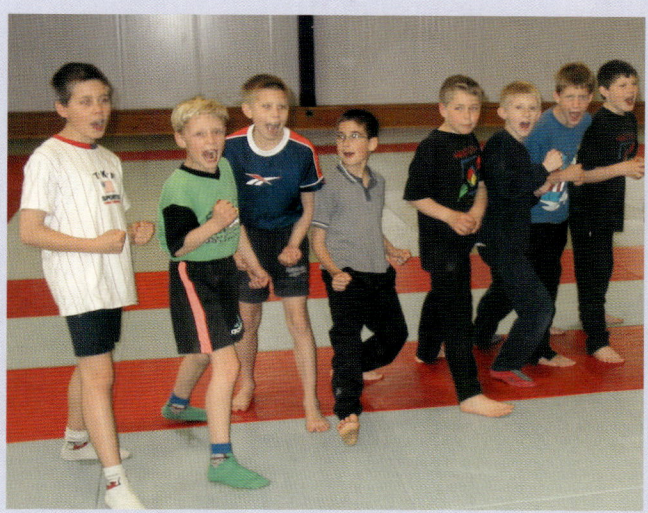

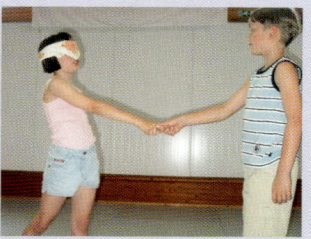

Vertrauen gewinnen

Einem Kind werden die Augen verbunden. Sein Partner zieht ihn nun am Zeigefinger umsichtig durch den Raum. Er/sie achtet darauf, nicht zu schnell zu gehen und sanft, aber bestimmt mit dem Finger die Schrittrichtung vorzugeben.

Brüllen als Abwehr

Nach einem Gespräch über mögliche Gefahren und Verhaltensempfehlungen in der Gefahr sollten Kinder zunächst üben, sich mit lauter Stimme zu wehren. In der Not sollten sie den Mut aufbringen können, sich einem sie belästigenden Kind oder Erwachsenen mit fester Stimme zu widersetzen.

Die Kinder stehen im Halbkreis vor Ihnen als Gruppenleiter. Im Wechsel rufen Sie, und immer danach die Kinder, dreimal ganz laut: „Nein! Lass mich in Ruhe!" Danach dreimal im Wechsel: „Nein! Fass mich nicht an!" Die Kinder sollten Ihnen dabei direkt in die Augen sehen. Viele Kinder werden dabei lachen. Das ist auch gut so, weil sie dabei ihre Hemmungen verlieren, sich laut und frech zu geben. Und weil dadurch das Üben des Ernstfalls zum Spiel wird und Ängste mindert.

Kräfte messen

(siehe Abb. Seite 105)
Zwei Kinder stellen sich einander gegenüber auf (1–2 m Abstand) und halten jeweils ein Ende eines längeren Seils hinter dem Rücken und dann mit beiden Händen rechts und links an der Hüfte fest. Auf Zuruf ziehen sie einander um die Wette nach hinten.

Erste Verteidigungstechniken für Kinder

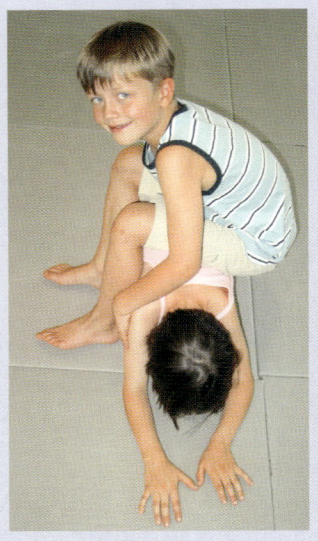

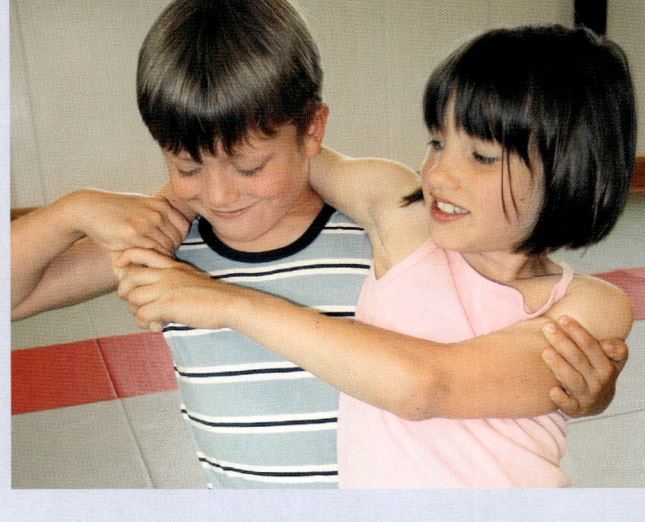

Richtig fallen lernen

Ein Kind kauert sich, auf einer Matratze kniend, eng zusammen. Sein Partner- kind darf behutsam auf ihm sitzen. Es nimmt das Kinn fest zur Brust und schiebt seinen Po zum Boden, bis es von dem kauernden Kind herunterrutscht. Während sein Rücken auf dem Boden abrollt, schlagen beide Arme gestreckt gegen die Ma- tratze.

Wichtig: Bleibt das Kinn an der Brust, ist der Kopf immer geschützt!

Gegen den Schwitzkasten wehren

In den Schwitzkasten ge- nommen zu werden, ist ein heftiger Angriff, der zur Be- wusstlosigkeit führen kann. Leider nehmen sich vor allem Jungen häufig in den Schwitzkasten. Angegriffene Kinder müssen sofort das Kinn zur Brust und die Schultern hochziehen. Dann von außen beide Ellbogen- beugen des Gegners umfas- sen und nach hinten ausein- ander ziehen.

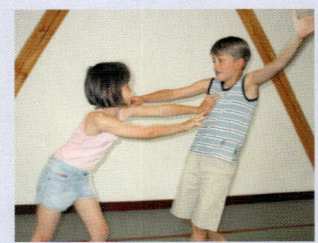

Gegen Umarmungen wehren

Wird ein Kind von der Seite umarmt und möchte das nicht, so soll es mit beiden Händen den anderen kräftig gegen die Brust wegdrücken und rufen: „Nein! Fass mich nicht an!"

Erste Verteidigungstechniken für Kinder

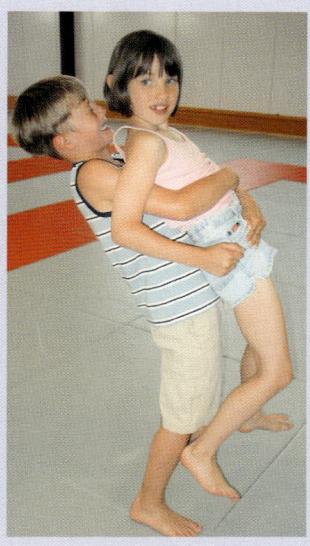
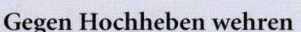
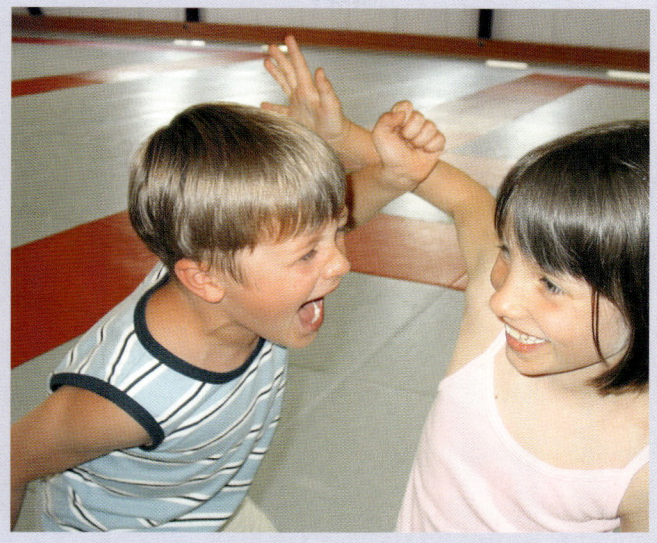

Gegen Hochheben wehren

Wird ein Kind nicht nur zum Albern hochgehoben, sondern in einem Ernstfall, so darf es mit den Schuhkanten so feste in die Schienbeine treten, wie es ihm möglich ist. Das üben die Kinder nun vorsichtig angedeutet aus der Umarmung von hinten. Anschließend dürfen sie mit dem spitzen Ellbogen einen Stoß in die Seite des Angreifers andeuten.

Ohrfeigen abwehren

Gegen Ohrfeigen hilft Zurückweichen und ein Unterarmblock. Der Unterarmblock wird zuerst als Wegwischen des gegnerischen Arms von innen nach außen geübt. Immer mit der Hand von der Seite, von der die Ohrfeige droht. Später machen die Kinder eine starke Faust und blocken mit ihrem Unterarm den Unterarm des anderen nach außen.

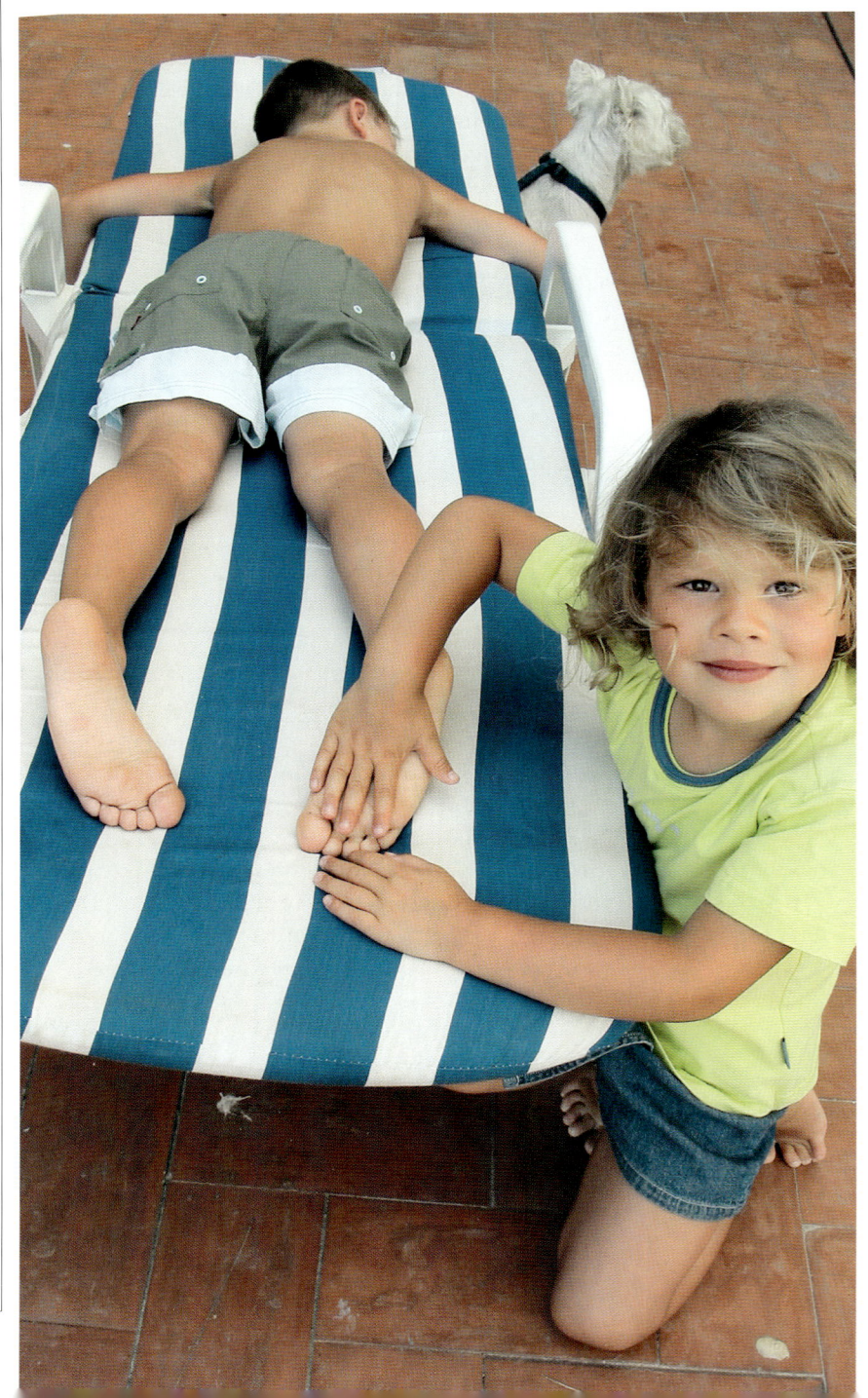

3 Entspannende Spiele

Der Wechsel von Anspannung und Entspannung in unserem Leben, im Wochenplan und innerhalb des Tagesablaufs ist unbedingt notwendig, damit wir aufmerksam, motiviert, ideenreich und kraftvoll sein können. Für die körperliche und psychische Gesundheit von Kindern ist es unverzichtbar, den alltäglichen Kreislauf von Anspannung, Schnelligkeit und Lärm zu durchbrechen! Lärm ist für Kinder wie eine akustische Glocke, die sie fast überall umgibt. Lärm, Eile und Hektik rauben Kindern die Sinne. Sie haben weder ausreichend Zeit noch die Ruhe, um die Fülle ihrer Sinneseindrücke zu reflektieren und zu verarbeiten. Kein Wunder, wenn Kinder als Reaktion unruhig oder sehr passiv werden, sich unbeherrscht bewegen oder viel nörgeln.

In der Entspannung und in der Stille kann sich die innere Bewegung entfalten. Erst dann wird der Kopf wieder frei und Eindrücke können reflektiert, Gefühle wahrgenommen und Gelerntes verarbeitet werden. In entspannten Phasen ist es Kindern möglich, abzuschalten und zu sich selbst zu kommen. Gestalten Kinder im Wochenverlauf regelmäßig ruhige Zeiteinheiten mit, so fällt es ihnen leicht, bei sich selbst zu sein.

Kinder brauchen Ruheräume, ausgleichende Bewegung und täglich mindestens eine Pause für unverplante Freizeitgestaltung! Sie genießen es, in entspannter Atmosphäre in der Gruppe zu spielen. Kinder, in deren Kindergartengruppe, Klasse oder Sportkurs es zumeist laut hergeht, kennen diese Art der Entspannung kaum. Für alle Kinder gilt, dass sie erst dann gerne alleine spielen, wenn sie zuvor genug mit anderen zusammen erlebt haben.

Stilleübungen und entspannte Bewegungsspiele wirken sich harmonisierend und stabilisierend auf die geistige und körperliche Entwicklung aus! In Ruhe Interessen ausleben, spielen und miteinander sprechen, lenkt außerdem wunderbar ab von Problemen, die manchmal vielleicht nicht kurzerhand gelöst werden können.

Die verspannten Körper gestresster Kinder geben in ruhigen und aktiven Pausen ihre überschüssige Spannung ab und werden wieder locker. Die Kinder bewegen sich wieder sichtbar geschmeidiger. Kennt man ein Kind gut, so lässt sich an seiner Haltung und seinen Bewegungen ablesen, wie es ihm geht. Der Körper ist das Ausdrucksmittel innerer Vorgänge. Man sieht, ob sich ein Kind entspannt, motiviert und aufmerksam bewegt oder ob es gestresst, ängstlich oder ausgelaugt ist.

Und: Der Körper ist zugleich ein Hilfsmittel, mit dem wir das Innenleben beeinflussen können. Kinder brauchen Spielräume, Bewegungslandschaften zum Träumen und um Träume realisieren zu können. Und sie brauchen zugleich zeitliche Freiräume, in denen sie diese Spielräume entdecken, gestalten und beobachten können. Sie brauchen außerdem kleine Hilfen: Materialien, Bewegungsbeispiele, Lob und Anerkennung, Gespräche über Empfindungen und Ideen.

Die nun folgenden entspannenden Bewegungsspiele unterstützen Kinder dabei, gelöst zu gehen, sich zu schwingen und zu drehen, geschaukelt oder gehalten zu werden, Dinge mit Genuss zu untersuchen!

3.1 Viele bunte Kissen

Ein großer Haufen bunter, kuschelweicher Kissen in einem freigeräumten Raum – alles ist da zum Spielen und um die Fantasie auszuleben! Sie können große und kleine Kissen aller Art mit Kissenbezügen nutzen.

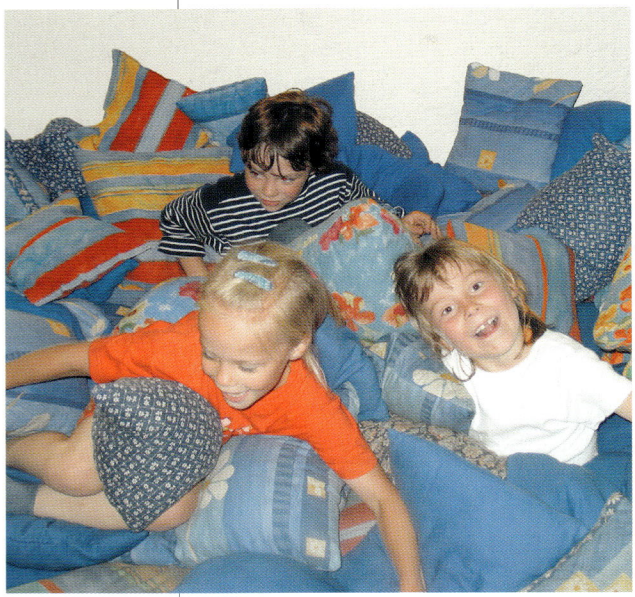

Ein Kind weiß vielleicht nicht, wohin mit seiner ganzen Kraft, ein anderes hat eine kräftige Wut im Bauch. Vielleicht werden alle Kinder erst einmal losstürmen. Die angestaute Bewegungslust und die Energie müssen raus, bevor sich die Kinder entspannen können. Mit Kissen können sie sich austoben, ohne einander wehzutun. Sie werden bald ruhiger, denn es ist zu schön, in einem Berg von Kissen zu liegen und zu kuscheln!

Sanfte Musik bringt Ruhe ins Spiel. Die Kinder kommen in der riesigen Kissenecke zusammen. Nun ist Zeit für entspannende Kissenspiele!

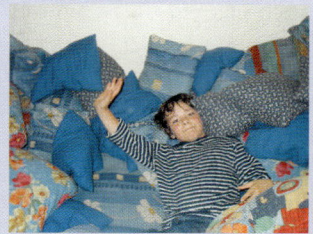

Kissenverstecke

Ein Kind muss den Raum verlassen. Ein zweites Kind darf sich so in dem riesigen Kissenhaufen verstecken, dass nur noch kleine Stoffstücke von seiner Hose, seinem T-Shirt etc. zu erkennen sind. Das erste Kind darf dann den Raum wieder betreten. Mal sehen, ob es zwischen all den Kissen anhand der kleinen Stoffstücke erkennt, welches Kind sich da zwischen den ganzen Kissen versteckt hat!

Riesige Kissenecke

(s. Abb. Seite 112)

In einer Kissenecke aus unzähligen großen und kleinen Kissen aller Art lässt es sich herrlich entspannen. Die Kinder dürfen fünf verschiedene Liegepositionen erfinden und den anderen zeigen.

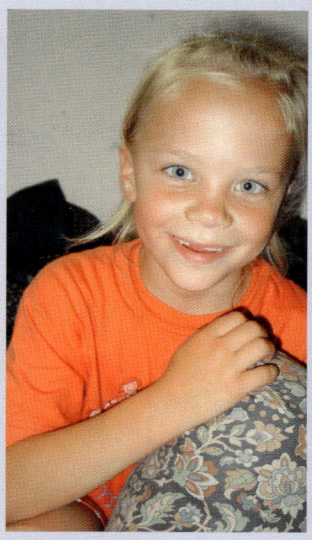

Was fühlst du?

Für jedes Kind wird heimlich ein kleiner Gegenstand in einer Kissenhülle versteckt. Dieser Gegenstand muss erfühlt und erraten werden. Nachsehen ist nicht erlaubt!

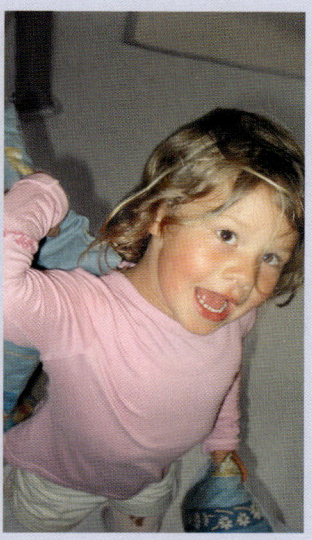

Geliebte Kissenschlacht

Um die Kissenschlacht kommt keiner herum! Entweder lässt man die Kinder in zwei Gruppen die Kissen aufeinander werfen oder immer zwei Kinder klopfen sich mit den Kissen gegenseitig auf den Rücken.

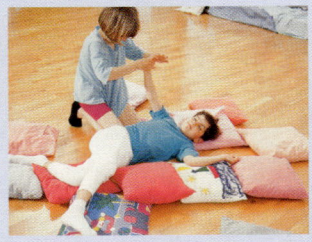

Körperteile betten

Ein Kind bettet sich auf Kissen, liegt ganz entspannt und lässt sich bewegen. Dafür hebt ein anderes Kind nacheinander die Arme und die Beine des ersten Kindes an und legt sie an anderer Stelle sanft wieder auf den Kissen ab.

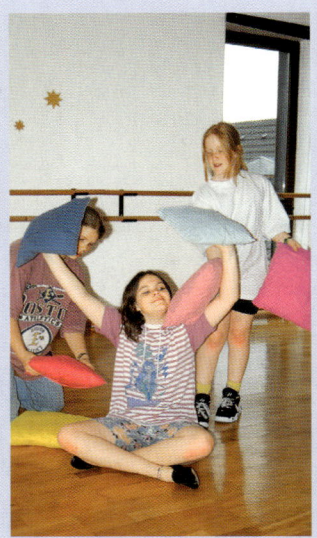

Statuen bestücken

Ein Kind setzt sich als „Statue" mit erhobenen Armen hin. Seine Mitspieler legen ihm möglichst viele Kissen auf die Schultern, Hände, Oberschenkel, Füße und den Kopf.

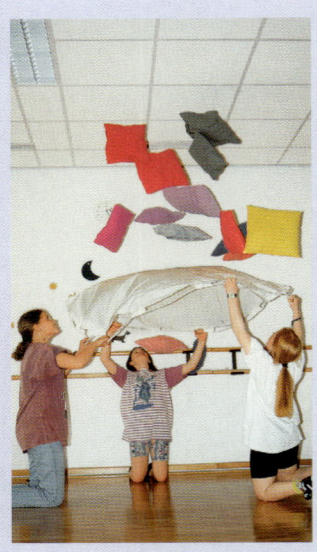

Hoch hinaus

Mindestens zwei Kinder breiten zwischen sich ein Tuch aus, legen die kleineren Kissen hinein und schwingen das Tuch einmal hoch, beim zweiten Mal höher, … beim dritten Mal besonders kräftig hoch hinaus. Wie viele fliegende Kissen können sie wieder mit dem Tuch auffangen?

3.2 Sandsäckchen

Mit Sandsäckchen aus Hals- oder Geschirrtüchern sind im Freien abwechslungsreiche Geschicklichkeitsspiele für Kinder möglich, die nicht anstrengend, sondern entspannend und lustig sind. Die weichen Stoffsäckchen und der hervorrie-
selnde Sand begeistern große wie kleine Kinder. Sie möchten sie schwingen und
werfen, tragen und balancieren, sie neu formen und mit ihnen bauen. Wie nur
noch die Linsen- und Bohnensäckchen bleiben Sandsäckchen leicht und doch
stabil auf dem Kopf, dem Bauch, auf den Hand- und Fußrücken liegen. Spielerische Übungen für die aufrechte Haltung bieten sich an.

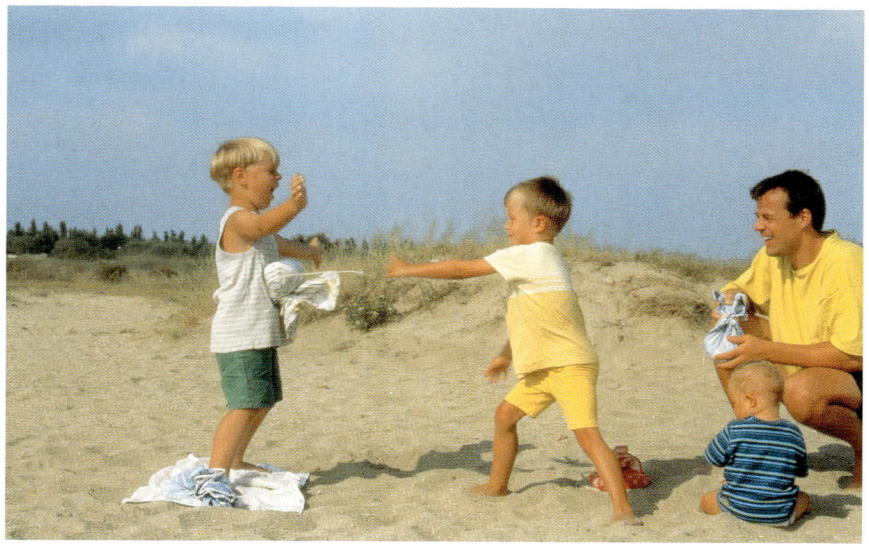

Die Spiele sind auf einer Wiese genau so einfach zu organisieren und ebenso fas-
zinierend wie am Strand. Benötigt werden nur eine halbe Tüte voll Sand, ein paar
Schnüre und der Kinderzahl entsprechend viele kleine und mittelgroße Tücher.
Mit einem Seil, Reifen, Handtuch oder Ball können Sie zusätzliche Anreize für
immer wieder neue Bewegungsspiele bieten.

Der Spaß beginnt mit dem Formen der Ballen: Für die unterschiedlichen
Spiele werden sowohl schwere, prall gefüllte als auch leichte Säckchen benötigt.
Fest zugebundene Ballen sind für Tragespiele ebenso wichtig wie locker verkno-
tete für sandige Überraschungen bei den Wurfspielen.

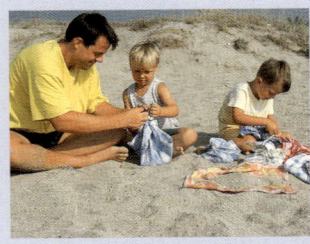

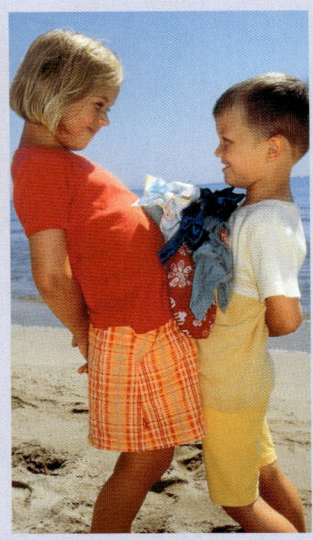

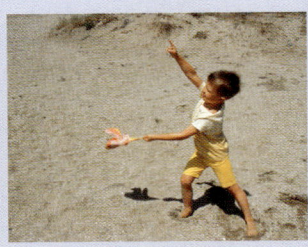

Sandsäckchen formen

Die Kinder geben Sand in die Tuchmitte und verknoten zuerst zwei diagonal gegenüber liegende Tuchenden, anschließend darüber die beiden anderen Tuchenden, und zwar in der Weise, dass absichtlich große, kleine oder keine Öffnungen entstehen, aus denen Sand rieseln kann bzw. nicht rieseln kann.

Sandsäckchen zwischen den Bäuchen transportieren

Wie viele Sandsäckchen können sich zwei Kinder zwischen ihre Bäuche klemmen und – ohne sie anzufassen – über eine Strecke von fünf Metern transportieren? Das hängt sehr von ihrer gleichen oder ungleichen Körpergröße ab und natürlich von ihrer Geduld und Geschicklichkeit.

Schleuderball

Stoffsäckchen mit längeren Tuchenden verlocken zum Schleudern. Ein besonderer Spaß: mit schnellen Armkreisen Schwung holen und das Säckchen gezielt nach vorne schleudern.

Sand-Torwart

(s. Abb. Seite 115)

Ein Kind wird zum Torwart auserkoren und muss versuchen, die Sandsäckchen, die die anderen Kinder auf ein vorher festgelegtes Tor werfen, zu fangen oder mit Händen und Füßen abzuwehren.

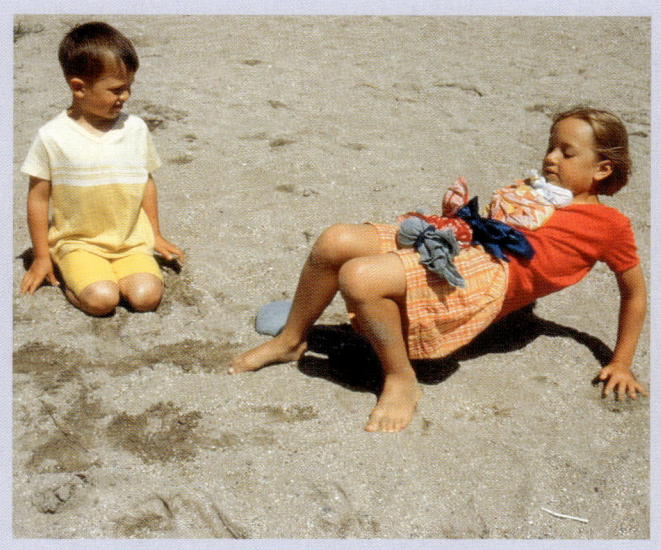

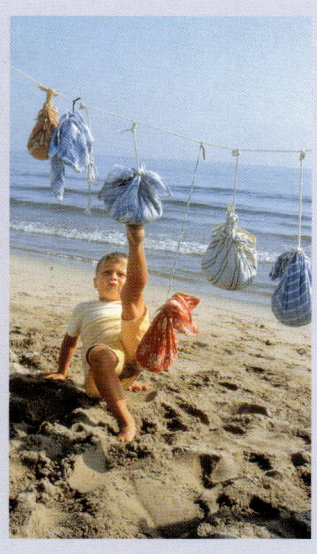

Tragen und Balancieren

Wie viele Sandsäckchen kann ein Kind einem anderen auf den Bauch, die Beine oder auf Rücken und Po legen? Das tragende Kind kann dabei in vielen verschiedenen lustigen Körperpositionen verharren. Kann es sich auch mit den Sandsäckchen wegbewegen, ohne sie alle zu verlieren?

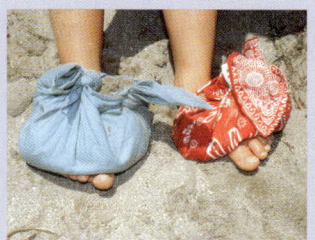

Säckchen transportieren

Geschmeidig und angenehm schwer liegen die Sandsäckchen auf den Fußrücken. Deshalb können selbst kleine Kinder mit ihnen bergauf und bergab gehen, ohne dass sie herabkullern. Tipp: Die Zehen dabei spreizen.

Anstupsen und Kicken

Sie benötigen ein Seil und sechs 50 cm lange Schnüre. Die Säckchen werden mit den Schnüren im Abstand von 30 cm zueinander unterschiedlich tief hängend an das Seil gebunden. Zwei Erwachsene oder zwei starke Kinder halten dann das Seil zwischen sich gespannt, in etwa einem Meter Höhe. Dann setzt sich der erste Mitspieler darunter. Mit dem Fußballen oder Fußrücken werden die Sandsäckchen mal angestupst, mal weit hoch gekickt.

117

3.3 Zeitungspapier

Eine Zeitung ermöglicht zehn Kindern eine Stunde Spiel und Spaß! Mit nur zwei Bögen, die ein Kind nacheinander nutzen kann, sind ihm eine Vielzahl von entspannenden Bewegungs- und darstellenden Spielen möglich.

Was tun die Hände mit dem Zeitungspapier? Die Kinder falten, knäulen zusammen, breiten aus, streichen glatt und reißen es. In was lässt sich Zeitungspapier für darstellende Spiele verwandeln? In Hüte, in Umhänge! Und wenn wir es knüllen und in die Shirts und Hosen stopfen, lässt es uns dick aussehen. Welche Tiere sind denn so kräftig gebaut? Und was machen diese den lieben langen Tag?

Wie fliegen die Zeitungsbögen gut durch die Luft? Als Flieger gefaltet (!), werden die Ersten sagen. Doch auch als große Herbstblätter: Glatte Bögen werden an zwei Ecken gefasst und durch die Luft gezogen. Das ist vorwärts laufend mit hoch erhobenen Armen schön, aber auch rückwärts gehend mit einem vor dem Bauch schwingenden Blatt.

Das Zeitungspapier ist wie geschaffen für Fußspiele! Im Sitzen lässt es sich mit nackten Zehen prima ergreifen und in die Luft halten. Die Kinder können mit ihm winken oder es hinter dem Kopf ablegen.

Diese Spiele helfen Stress abzubauen und zu entspannen. Dass sich die Kinder auch hierbei vornehmlich auf die Hände und Füße konzentrieren, lenkt sie ab von dem, was zuvor für sie anstrengend war. Die folgenden Bewegungen lockern ganzkörperlich die Muskulatur, weil sie den ganzen Körper mal beugen oder strecken und schwingen lassen. Sobald ein Kind von einer Spielidee begeistert ist, ist es wieder hellwach. Und dann werden die zur Beruhigung gedachten Spiele von Kinderhand zu Koordinationsspielen. Die Kinder experimentieren weiter und üben sich in Geschicklichkeit.

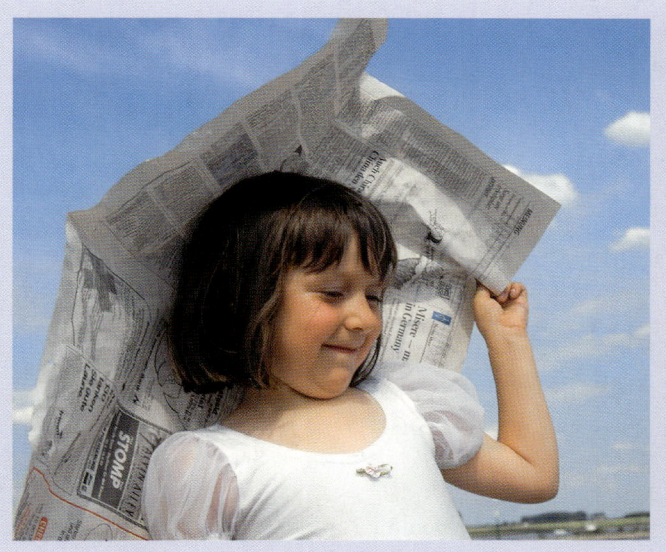

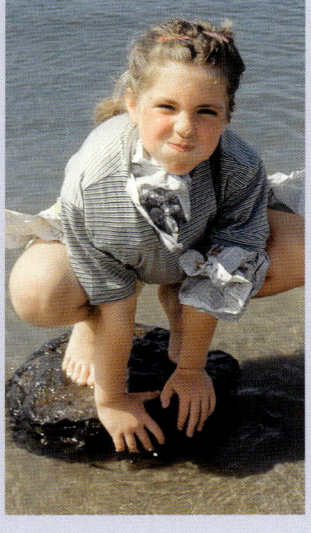

Kreisende Blätter

In langsamem Tempo, z. B. zu ruhiger Instrumentalmusik, bewegen Kinder die großen Blätter ideenreich um den Körper, um den Po herum, um den Hals, um ein angehobenes Bein. Ähnliche Kreise beschreiben die Blätter auch dann, wenn sich die Kinder mit ihnen drehen.

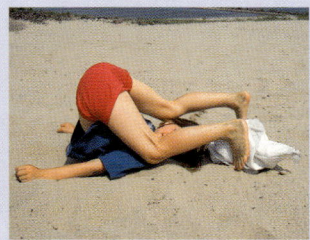

Faltende Füße

Papier nur mit nackten Füßen zusammenzufalten, ist nicht leicht, es wieder auseinander zu falten, noch viel schwerer, aber richtig spannend.

Süßer Frosch

Mehrere geknüllte Papierbögen werden einem „süßen Frosch" unter das Hemd und in die Hose gesteckt. Nun kann der Frosch ein Lied quaken, die Zunge hervorschnellen lassen und zum Schluss weghüpfen.

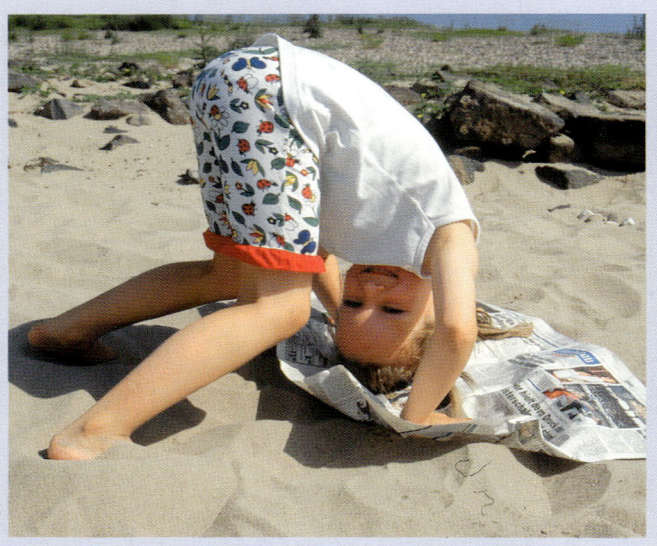

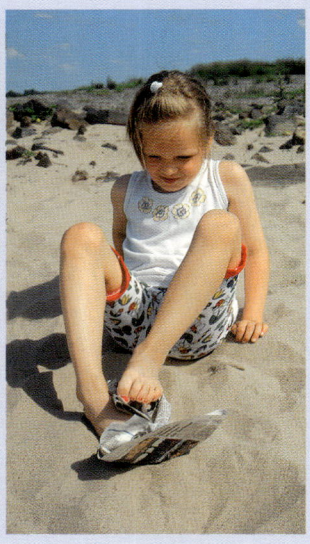

Nur mit dem Kopf

Auf Zuruf berühren Kinder die am Boden liegenden Zeitungspapiere „nur mit dem Kopf", „mit einem Ellbogen", „mit beiden Knien", usw. Zwischen den einzelnen Zurufen stellen sie sich wieder auf, strecken und recken sich. Wer möchte rufen?

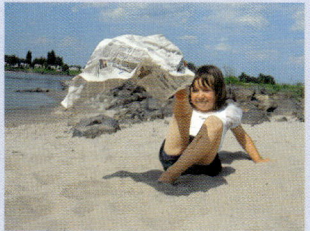

Kleine Kunststücke

Wird Papier zuerst geknüllt und dann wieder ausgebreitet, so ist es leicht mit nackten Zehen zu greifen. Die Kinder können sich auch auf den Boden setzen und das Papier mit den Füßen hochheben und schütteln.

Rolle rückwärts

Im Sitzen ist es leicht, ein Zeitungspapier zwischen den Fußinnenknöcheln festzuhalten. Die Kinder rollen damit auf den Rücken, vielleicht strecken sie sich in die „Kerze". Zum Schluss legen sie es hinter einer Schulter ab.

3.4 Wasserexperimente

Mit Wasser lässt sich herrlich experimentieren. Die Kinder können beobachten, wie Eis zu Wasser wird, wie Wasser verdunstet, wie man Farben mit Wasser mischen und verdünnen, wie man Lebensmittel wie Zucker oder Kakao in Wasser auflösen kann. Sie merken im Laufe ihrer Experimente, dass manche Materialien mit Hilfe von Wasser aneinander haften. So können die Kinder ganze Unterwasserlandschaften aus Moosgummi an Badkacheln oder Fensterscheiben drücken. Stechen sie ein Loch in eine gefüllte Plastikflasche, so können sie den Druck des herauslaufenden Wassers verstärken, indem sie die Flasche zusammendrücken.

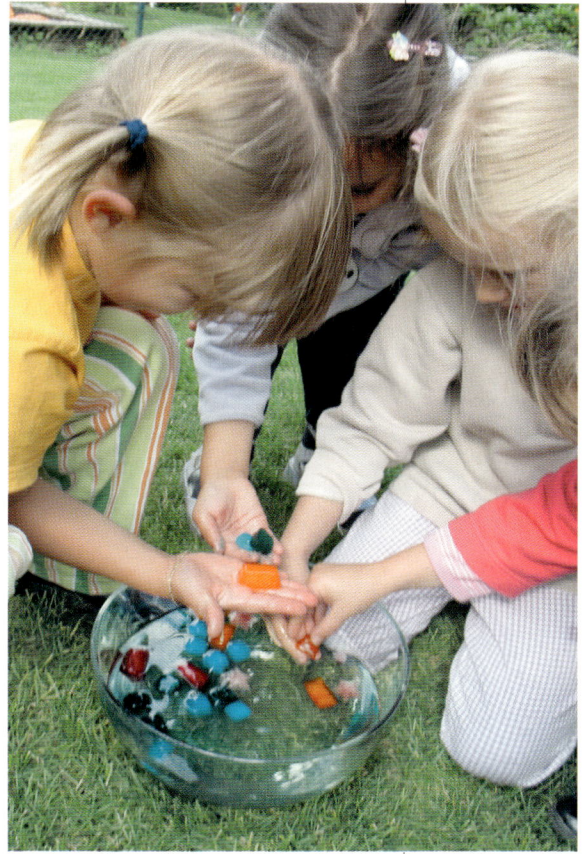

Wasserexperimente sind an warmen Tagen besonders schön. Wenn die Kinder nass werden dürfen, können sie das Wasser mit allen Sinnen erleben. So können sie beispielsweise Wasser mit verschiedenen Geschmackszusätzen probieren und dabei versuchen, die Zutaten herauszuschmecken. Sie erfühlen das Wasser in flüssigem oder gefrorenem Zustand mit den Händen, mit unbedeckten Hautstellen an Armen und Beinen oder am Bauch. Sie versuchen zu beschreiben, wie ganz anders sich das Wasser in seinen verschiedenen Aggregatzuständen anfühlt oder wenn es nicht direkt angefasst werden kann und deshalb in Tüten abgefüllt wurde. Mit unterschiedlich hoch gefüllten Gläsern und Flaschen erzeugen Kinder verschiedene Töne, wenn sie mit Löffeln gegen die Glasbehältnisse schlagen oder in die Flaschen hineinblasen.

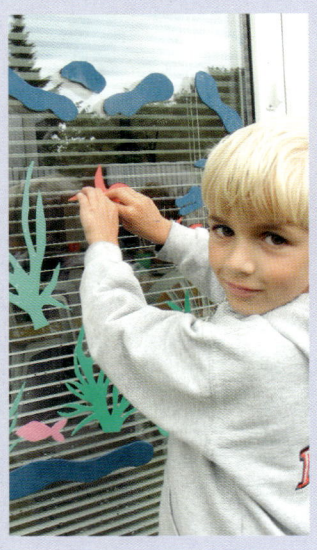

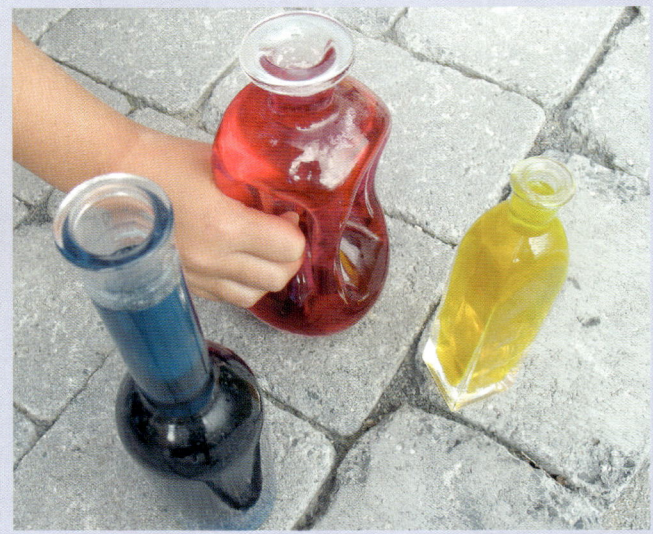

Moosgummi-Landschaften
Bunte Moosgummiplatten aus dem Bastelladen kleben an Fensterscheiben oder Kacheln, wenn man sie nass macht! Sie färben nicht ab. Kinder können fantasievolle Landschaften gestalten: Sie malen auf größere Moosgummiblätter Tiere und Pflanzen auf, schneiden sie aus, tunken sie in einen Eimer Wasser und drücken sie beliebig an. Unterwasserlandschaften faszinieren Kinder immer. Die Motive sehen auch dann noch toll aus, wenn sie nicht perfekt ausgeschnitten sind.

Farben mischen
Verschiedene Flaschen und Plastikbehälter werden mit Lebensmittelfarben und Wasser gefüllt. In flachen Gläsern können die Kinder immer zwei Farben ihrer Wahl mischen. Haben sie Filzstifte und Papier zur Hand, so können sie die beiden Ausgangsfarben und die aus der Mischung resultierende Farbe aufmalen.

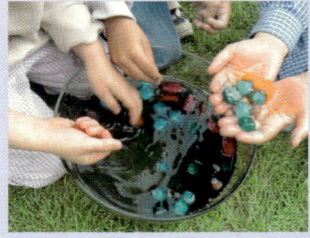

Bunte Eiswürfel
Mit Lebensmittelfarben bunt eingefärbte Eiswürfel werden in eine gläserne Wasserschüssel gegeben. Wie mischen sich die Farben, wenn die Eiswürfel auftauen?

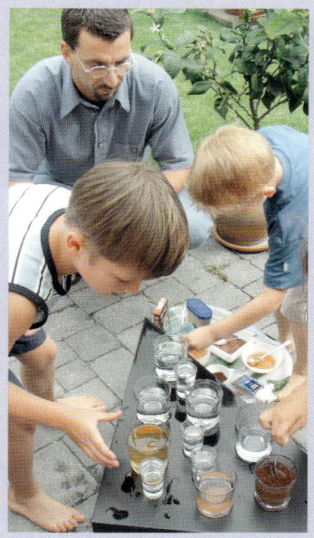 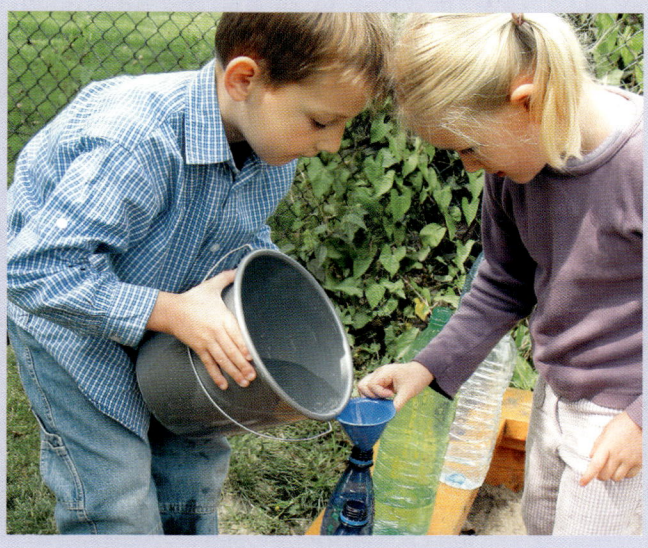

Wasserlöslich?

Welche Lebensmittel sind wasserlöslich, welche nicht? Die Kinder bekommen kleine Mengen Öl, Essig, Gewürze, Kaffee, Kakao, Schokostreusel, Teepulver u. a. Mehrere flache Gläser werden zur Hälfte mit Wasser gefüllt. Nun können die Kinder mit kleinen Löffeln ausprobieren, welche Produkte sich in Wasser auflösen und welche ungelöst darin schwimmen.

Wasser einfüllen

Sechs unterschiedlich große Plastikflaschen werden zu einem Drittel mit Wasser gefüllt und nebeneinander aufgestellt. Nun spielen die Kinder paarweise um die Wette: Mit einer Stoppuhr wird die Zeit gemessen, die zwei Kinder benötigen, um mit einem Trichter, einem kleinen Eimer und einem großen gefüllten Wasserbehälter die Flaschen bis zu einer bestimmten Markierung zu füllen.

3.5 Spiele mit Wasserballons

Große und kleine Luftballons in allen möglichen Formen werden vor dem Aufblasen mit etwas Wasser gefüllt. Ein Tipp: Die Ballons zuerst einmal richtig aufblasen, Luft rauslassen, dann sind sie größer, wenn Sie das Wasser einfüllen möchten. Bunt gefärbtes Wasser wird in durchsichtigen Ballons sichtbar. Kinder lieben es zu beobachten, wie sie das Wasser in den Ballons in Bewegung bringen können, indem sie sich selbst bewegen; vor allem, wenn sie merken, dass sich das Wasser im Ballon je nach Körperbewegung der Kinder ganz unterschiedlich bewegt.

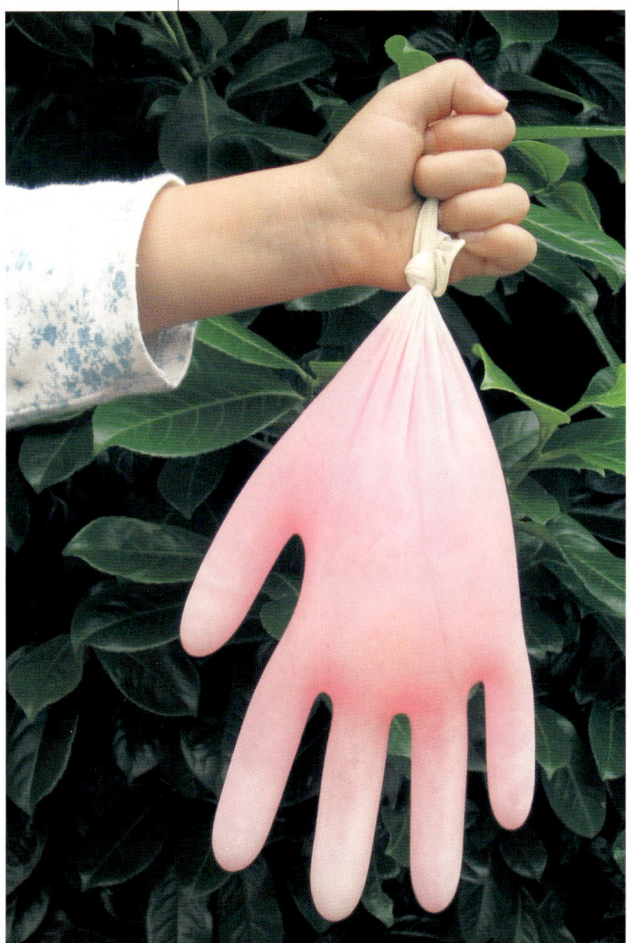

Lassen Sie die Kinder unterschiedlich viel Wasser in die Ballons einfüllen. Die Kinder werden in den folgenden Bewegungsspielen schnell lernen, wofür sich die unterschiedlich schweren Ballons besonders gut eignen. Leichte Ballons empfehlen sich für Transportspiele, in denen sie mit Händen oder Füßen hochgehalten werden. Ballons, die mit etwas mehr Wasser gefüllt sind, erleichtern das Balancieren, sie platzen aber auch schneller. Möchten Kinder an windigen Tagen mit Luftballons spielen, so brauchen sie in allen Ballons etwas Wasser oder Sand.

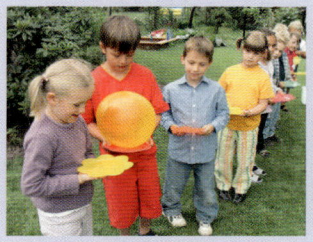

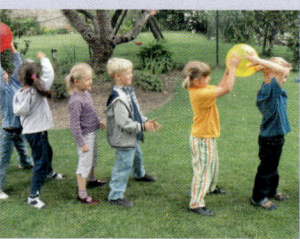

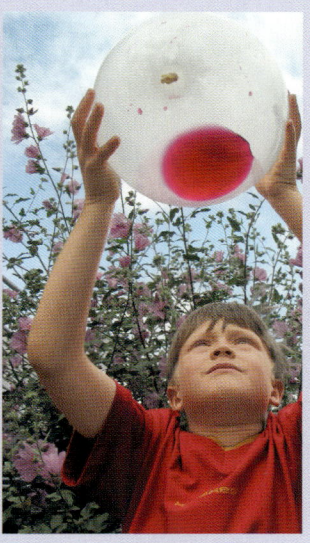

Mit Tellern übergeben

Die Kinder einer Gruppe stellen sich nebeneinander auf, jedes in Reichweite des nächsten Kindes. Jedes Kind hält einen Plastikteller und wartet, bis ihm der Wasserballon gereicht wird. Es übernimmt den Wasserballon von seinem Nachbarn, und zwar mit dem Teller, ohne dass seine Hände den Ballon berühren dürften. Auf diese Weise wird der Ballon auch zum nächsten Kind auf der anderen Seite weitergegeben. Das letzte Kind der Reihe läuft zum Anfang und beginnt wieder.

Fließbandarbeit

Mehrere Kinder stellen sich mit jeweils einem halben Meter Abstand hintereinander. Das vorderste Kind gibt erst einen, später einen zweiten Ballon über den Kopf nach hinten weiter. Die Nächsten machen es nach. Das hinterste Kind gibt den Ballon seinem Vordermann zurück, indem es den Ball zwischen den Beinen des Vordermanns zurückrollt. So werden alle Ballons zwischen den Beinen wieder nach vorne gerollt und vorne wieder über die Köpfe nach hinten gegeben.

Wasser im Ballon

Durchsichtige große Ballons sehen fantastisch aus, wenn man mit einem Trichter etwas gefärbtes Wasser einfüllt, bevor man sie aufbläst. Wenn die Kinder diese Ballons kullern lassen, auf der Hand balancieren oder werfen, können sie die Wasserbewegungen im Ballon beobachten.

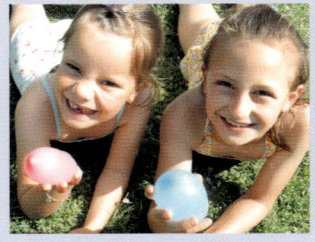 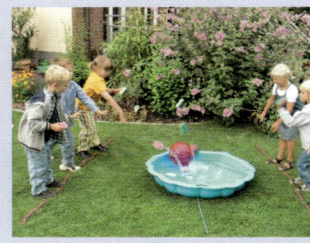 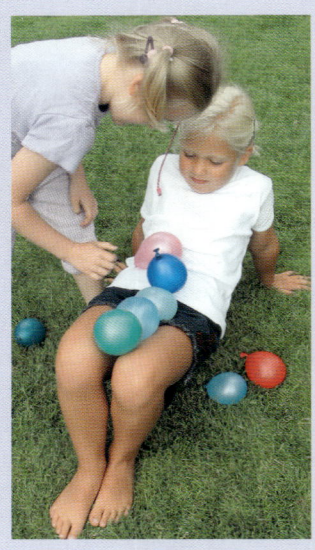

Kleine Wasserballons

Kleine Ballons, so genannte „Wasserbomben", eignen sich zum Werfen, Kullern und Kicken.

Ballon-Akrobaten

(ohne Abb.)

Kinder können kleine Ballons geschickt auf ihren kleinen Handrücken, Ellenbogen, Köpfen und Fußrücken balancieren und transportieren.

Schwimmender Ballon

In einer großen Schale oder in einem kleinen Pool schwimmt ein großer Wasserballon. Zwei Meter von der Schale entfernt stehen rechts und links je zwei bis drei Kinder einer Mannschaft hinter einem auf dem Boden liegenden Seil. Sie werfen auf Zuruf mit je zwei Schwämmen auf den Ballon und versuchen so, ihn eine Minute lang auf die gegnerische Seite zu treiben. Haben die Kinder ihre beiden Schwämme geworfen, so müssen sie sie immer wieder holen, hinter das Seil zurücklaufen und wieder werfen.

Spinnentransport

Ein Kind stellt sich rücklings auf die Hände und Füße, stemmt den Bauch hoch, hält die Beine eng zusammen. Seine Mitspieler legen ihm kleine Wasserballons auf, vom Bauch bis zu den Knien. Wie viele behält es davon oben, wenn es einen Meter in winzigen Schritten zurückkrabbelt?

3.6 Kinder massieren einander

Kinder, die oft massiert werden, können leichter entspannen und sind aufmerksamer. Sie sind weniger ängstlich, weil sie ihr Nähebedürfnis erfüllt bekommen und weil sie lernen zu vertrauen. Geschwister oder Freunde, die öfter massieren, lernen den Körper mit seinen vielen Eigenheiten gut kennen. Sie spüren, dass sie beim anderen Spannungen abbauen können, merken, wie er reagiert, verstehen seine Körpersprache. Sich gegenseitig zu massieren, ist für Kinder deshalb vor allem eine eindrucksvolle emotionale und soziale Erfahrung. Doch fördern Massagen ebenso motorische Fähigkeiten, insbesondere die der Hände, deren Geschicklichkeit und Beweglichkeit. Die Augen-Hand-Koordination und die Überkreuzbewegungen der Arme sind für die Kinder durch das langsame Massagetempo leicht zu kontrollieren. Aufmerksam versuchen sie, vorgeführte Massagegriffe nachzumachen. Sie lernen dabei das Körperschema kennen und Bewegungsrichtungen zu unterscheiden, z. B. von links oben auf dem Rücken nach rechts unten.

Alle Kinder brauchen Wärme und Sicherheit und oft auch viel Körperkontakt zu Menschen, die ihnen vertraut sind: z. B. zu ihren Eltern, Großeltern und Geschwistern. Viele Kinder zeigen auch Freunden, ErzieherInnen und PädagogInnen durch Anschmiegen, wie sehr sie sie mögen. Doch nicht alle Kinder mögen es, angefasst zu werden, aus den unterschiedlichsten Gründen – und diese Wünsche und Grenzen der Kinder müssen unbedingt und immer akzeptiert werden.

Insbesondere Geschwisterkinder fassen einander ohne Scheu an. Wenn sie einander gerne trösten, balgen und umarmen, dann werden sie sich auch gerne gegenseitig massieren. Nach der Geburt ist das taktile Wahrnehmungssystem der Haut das erste, das sich rasch ausbildet. Durch vielseitige angenehme Berührungen schenken Eltern ihren Kindern neben der Freude auch Reize, die die Leitungen der Nervenbahnen ausbilden und das Gehirn stimulieren. Längere Ganzkörpermassagen regen die Blutzirkulation an und vertiefen die Atmung.

Massieren Eltern ihre Kinder mit langsamen, streichelnden Bewegungen, dann wird die Massage die Kinder beruhigen, die Muskeln entspannen und den Kopf wieder frei machen. So hilft eine ruhige Massage gut bei Einschlafschwierigkeiten. Leises Sprechen oder langsame Hintergrundmusik wirken auf viele Kinder beruhigender als absolute Stille.

Massieren Kinder einander, so wird es zunächst sehr lustig zugehen. Die Kinder müssen sich erst einmal daran gewöhnen, einander an den Lenden und Füßen anzufassen, ohne sich zu kitzeln. Die Massage von Kinderhand wird die ersten Male aufregend sein und ist dennoch eine wunderbare Pause im Tagesablauf.

Grundsätzlich gilt: Durch anregende Griffe werden Kinder wieder wach und aufmerksam. Sie können eine entspannende Massage mit anregenden Griffen beenden, indem Sie danach etwas schneller über die Körperteile streichen und dazu schwungvoll sprechen.

Die folgenden Massagebeispiele empfehlen sich als erste Massagefolge zum Kennenlernen. Viele Kinder lassen sich ungern von anderen Kindern am Bauch oder im Gesicht streicheln oder reagieren darauf nur mit Lachen. Mit der Zeit gibt sich das.

Praktische Tipps:

Beginnen sie mit zehnminütigen Massagen. Eine Raumtemperatur von 24 bis 27 Grad Celsius ist angenehm. Beginnen Sie bei Kindern mit dem Rücken, wenn Massage für die Kinder ungewöhnlich ist. Der Rücken ist nicht so empfindlich und kitzelig wie der Bauch und die Brust. Oder Sie fragen das betreffende Kind, womit Sie beginnen sollen. Kleine Kinder möchten häufig den Blickkontakt halten. So können Sie seine Gemütsregungen in seinem Gesicht ablesen.

Verwenden sie Creme oder Babyöle, die auf Hautallergien getestet wurden, z. B. Mandel- oder Olivenöl, vielleicht gemischt mit kleinen Mengen blumig duftender Öle aus der Apotheke.

Machen Sie interessierten Kindern einen Massagegriff nach dem anderen in langsamen Wiederholungen vor. Bei allen Massagegriffen streichen Sie mit den Handflächen oder Fingerspitzen weitläufig aus. Massieren Sie in gleich bleibendem Tempo immer beide Seiten des Kindes, entweder gleichzeitig mit beiden Händen oder abwechselnd mit der rechten und der linken Hand. Wichtig: Es hält immer eine Hand Kontakt zum Kind! Wiederholen Sie alle Streichbewegungen sechs- bis zehnmal, je nachdem, wie viel Zeit Sie sich nehmen möchten und wie schnell alle beteiligten Kinder ruhig werden können.

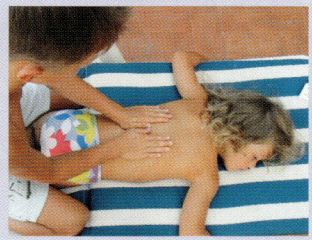

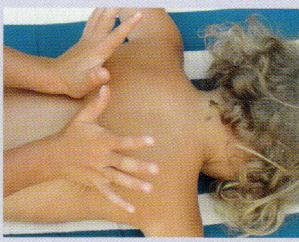

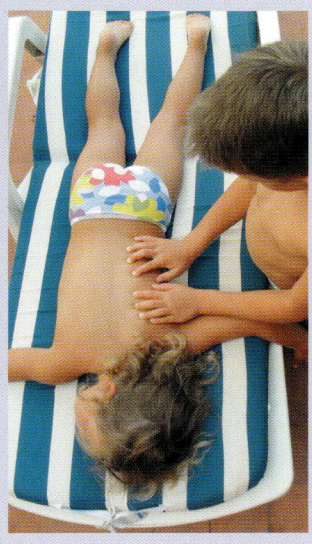

Rücken ausstreichen

Das zu massierende Kind liegt auf dem Bauch. Das Kind, das es massiert, kniet über dessen Po, gibt sich Creme oder Öl auf die Hände und reibt sie aneinander warm. Zuerst legt es beide Handflächen rechts und links von der Wirbelsäule auf die Lenden, dann schiebt es die Hände sanft hoch zu den Schultern und außen wieder herab. Nie auf die Wirbelsäule drücken!

Den Rücken durchkneten

Mit etwas stärkerem Druck kann man nun die Muskeln des Rückenstreckers rechts und links eng neben der Wirbelsäule sanft kneten. Entweder mit den Daumen in kleinen Kreisen von innen nach außen oder mit den Handballen schiebend. Man beginnt am Becken und wandert langsam hoch bis vor den Nacken. Kinder bitte niemals am Nacken massieren lassen!

Rippenbögen erfühlen

Das massierende Kind sitzt links vom liegenden, spreizt seine Finger und legt sie nebeneinander auf den rechten Rippenbogen des liegenden Kindes. Es zieht seine Finger sanft drückend zu sich und erfühlt dabei die Räume zwischen den Rippen.

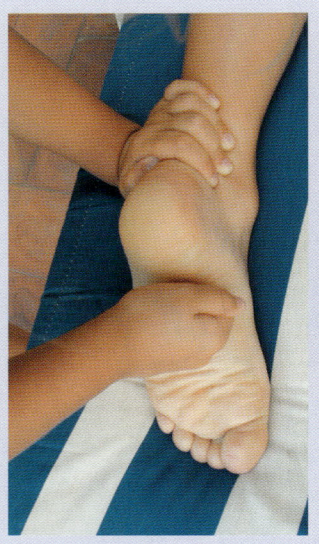 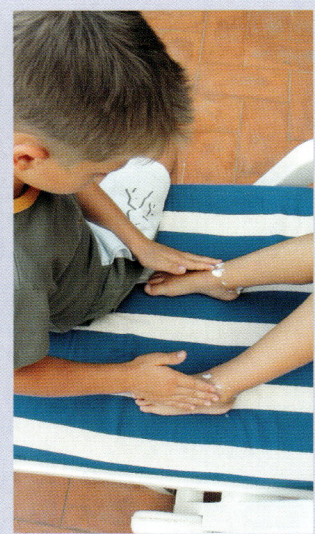 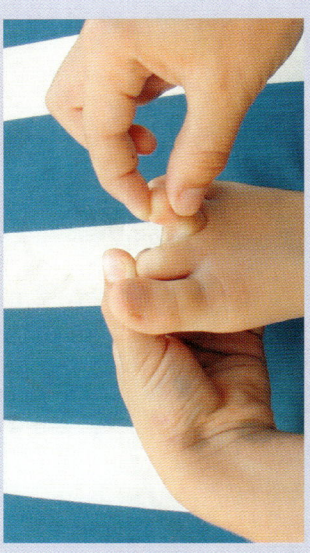

Fußsohle massieren

Mit der Handfläche oder den Fingerknöcheln wird über die Längsachse der Fußsohle gestrichen. Viele Kinder kitzelt das anfänglich sehr, doch später können sie sich dabei gut entspannen.

Um die Fußknöchel kreisen

Das zu massierende Kind legt sich auf den Rücken und stellt seine Fußsohlen bequem auf. Nun wird um die Fußknöchel kreisend massiert: Man reibt zuerst um die Außenknöchel in klitzekleinen Kreisen herum und dann um die Innenknöchel.

Zehen bewegen

Von innen nach außen werden immer zwei benachbarte Zehen eines Fußes gefasst und behutsam gegeneinander vor- und zurück bewegt.

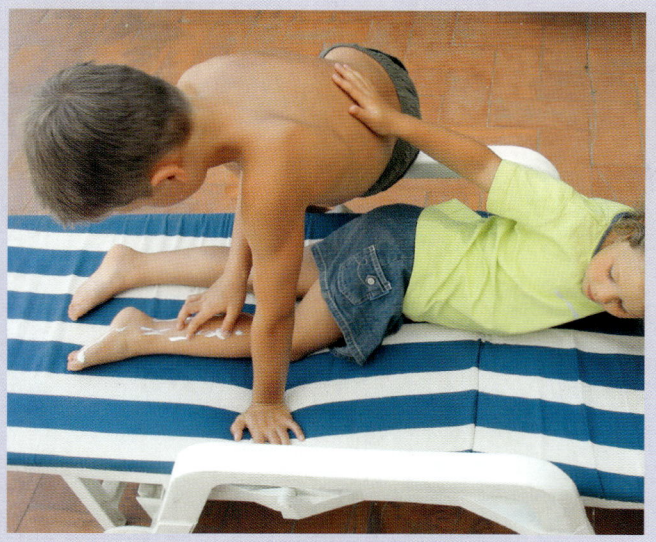

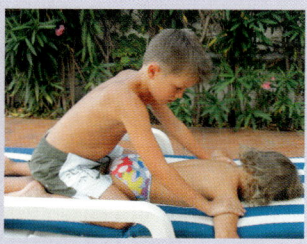

Über die Arme streichen

Von der Rückenmitte streicht man nun beidseitig über die Schultern und Arme, so weit die massierenden Kinder eben reichen können.

Waden ausstreichen

Das massierende Kind streicht dem liegenden mit seiner Schreibhand von der Fußsohle über die Ferse, die Wade hoch bis zum Knie.

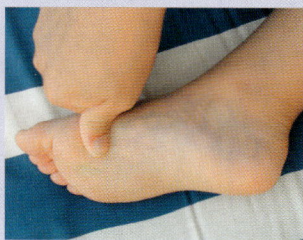

Fußinnenseite streichen

Die Fußinnenseite wird mit dem weichen Daumenballen von der Ferse zur großen Zehe sanft drückend gestrichen.

Zum Ende der Massage

(ohne Abb.)

Die Kinder können mit den Handflächen die Oberschenkel zum Knie ausstreichen oder mit den Fingerspitzen über die Handrücken kreisen. Wenn das liegende Kind noch mag, darf es sich wünschen, an welchen Körperteilen es mit Streichbewegungen massiert werden möchte.

131

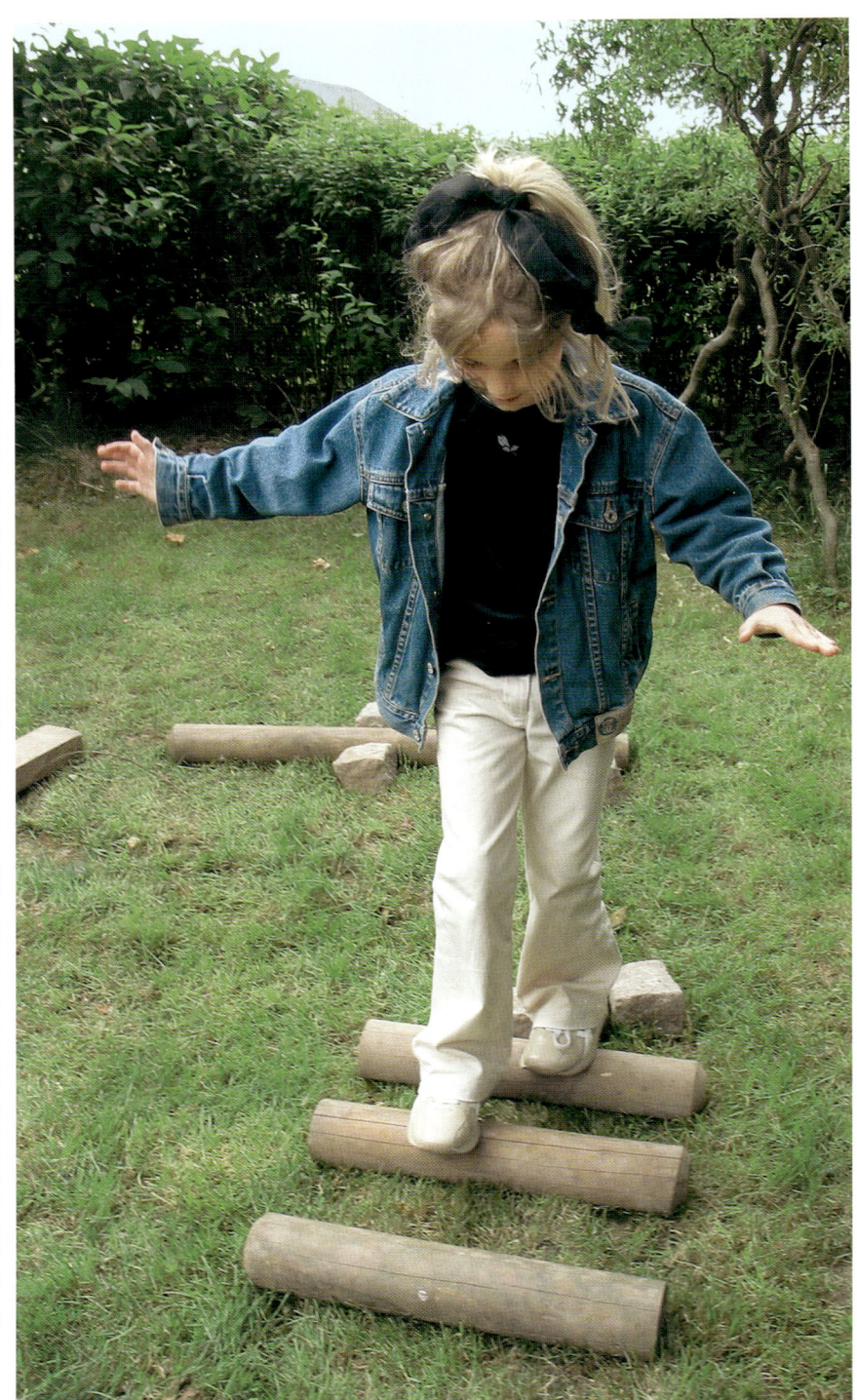

4 Gestaltende Spiele

Kinder lernen am leichtesten, wenn ihnen Dinge anschaulich und ganzheitlich vermittelt werden und wenn sie diese handelnd nachvollziehen und wiederholen können. Gestalterische und schöpferische Beschäftigungen sind für Kinder sehr wichtig, weil diese die besonderen Stärken der rechten Gehirnhälfte unterstützen und fördern. Die rechte Gehirnhälfte bestimmt unsere intuitiven, bildhaften, musischen, künstlerischen und ganzheitlichen Prozesse. Wirken Kinder regelmäßig gestalterisch, musisch oder auf andere Art künstlerisch, so wird dieses Vermögen nicht verkümmern. Denn diese Gefahr besteht heute durchaus! Durch den Druck, dass Kinder immer schneller immer mehr lernen müssen, sprechen die meisten Eltern und Lehrer vorrangig die linke Gehirnhälfte an. Dort werden logische, rationale, analytische, verbale Reize verarbeitet.

Kreative Begabungen brauchen Zeit, um zu reifen. Werden sie nicht gefördert, so werden sie nur selten sichtbar. Ganzheitlich handelnde Lernmethoden brauchen ebenso ihre Zeit und nehmen kleine Umwege in Kauf. Sie legen Wert auf Bewegungsspiele, auf Malen, Basteln und Werken. Gestalterische Tätigkeiten veranlassen Kinder, mit Hand, Kopf und Herz zu arbeiten. Beschäftigen sie sich gerne schöpferisch, so spielen sie zugleich mit ihrer Stimme, mit Körperbewegungen, Handgeschicklichkeiten und fantasiereichen Ideen. Sie entwickeln eine breite Basis, auf der alles weitere Lernen, auch das abstrakte, logische Denken, gut aufbauen kann.

Kinder benötigen unsere Hilfestellung, wenn sie ihre schöpferischen Vorstellungen und gestaltenden Ideen realisieren möchten. Für Bewegungsspiele benötigen sie zunächst geeignete Materialien. Naturmaterialien bieten sich, nicht zuletzt ihrer Vielfalt wegen, besonders an, aber auch all die Materialien aus dem Haushalt, mit denen Kinder abwechslungsreich spielen und bauen können. Oft sind es täglich genutzte Haushaltsgegenstände wie Plastikschalen, Servietten oder Bierdeckel. Günstige Materialien sollten den Kindern, wenn möglich, in großen Mengen zur Verfügung gestellt werden. Eine große Menge von einfachen Spielobjekten fasziniert Kinder immer und motiviert sie zu ideenreichen Bau- und Bewegungsversuchen.

Kreative Beschäftigung braucht ihre Zeit. Manchmal läuft das Spiel nur langsam an. Erste Ideen gelingen manchmal nicht oder sie begeistern nicht gleich. Doch haben die Kinder erst einmal reizvolle Spielmöglichkeiten entdeckt, entwickeln sie eine ungeheure gestalterische Lust und arbeiten ausdauernd an den Ideen, bis sie ganz überzeugt sind von ihrem Resultat.

4.1 Wahrnehmungsspiele mit Schätzen aus der Natur

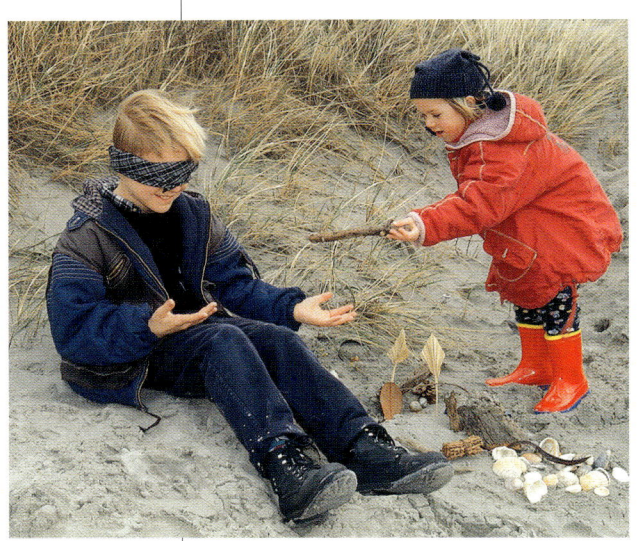

Naturmaterialien faszinieren Kinder! Ein Strand- oder Waldspaziergang bietet sich gut für eine Schatzsuche an. Meistens liegen am Boden ausreichend viele Pflanzenteile und tierische Überreste für eine solche Schatzsuche: Muscheln, Federn, Schneckenhäuser, Steine, Eicheln, Kastanien, Nüsse, Tannenzapfen, Rinde, Hagebutten, Blätter und Zweige verschiedener Bäume. Lassen Sie den Kindern Zeit, sie in Ruhe zu betrachten. Was sind das für Dinge? Woher stammen sie? Bisher unbekannte Schätze suchen zu gehen, ist für Kinder besonders spannend und lehrreich.

Tannenzapfen riechen harzig, Schneckenhäuser klingen hohl. Muscheln sind rau und Weidenzweige ungemein biegsam. Produkte aus der Natur eignen sich wunderbar für Wahrnehmungsspiele, insbesondere für den Tastsinn, und für Geschicklichkeitsspiele der Hände. Die Vielfalt der Formen dieser Naturmaterialien und die Vielfalt ihrer Beschaffenheit lassen sich gut erspüren. Mit verbundenen Augen sind die Materialien dann wieder schwerer zu erkennen. Wie viele erkennt ein Kind von den zehn Materialien, die man ihm reicht?

Für einen Fühlweg im Garten können die Kinder alle Naturschätze zu einem großen Tastspiel verarbeiten. Sie benötigen eine lange Paketschnur oder Wäscheleine und viele kurze, feste Wollfäden. Die Schnur wird zwischen zwei Baumstämme gespannt oder von Zaun zu Zaun. Daran binden die Kinder ihre Schätze. Dabei ist die Geschicklichkeit ihrer Hände sehr gefordert. Kleine Dinge umwickeln und verknoten, macht Kindern großen Spaß. Gleichzeitig trainieren sie dabei ihre Augen-Hand-Koordination und die Beweglichkeit ihrer Finger!

Den fertigen Fühlweg im Ganzen zu betrachten, ist bereits ein sinnliches Vergnügen. Schöner noch wird es, wenn die Kinder die einzelnen Naturmaterialien mit offenen und später mit verbundenen Augen zu erfühlen versuchen. Es fällt ihnen leicht, mit der Haut zu erfühlen, wenn die visuelle Wahrnehmung durch das Verbinden der Augen ausgeschaltet ist.

Kinder lernen leichter, mit allen sieben Sinnen differenziert wahrzunehmen, wenn die Vielfalt der Wahrnehmungsmöglichkeiten abwechselnd eingeschränkt wird. Da immer mehrere Wahrnehmungssysteme gleichzeitig zusammenarbeiten, aktiviert das Spielen mit verbundenen Augen noch weitere Sinnessysteme:

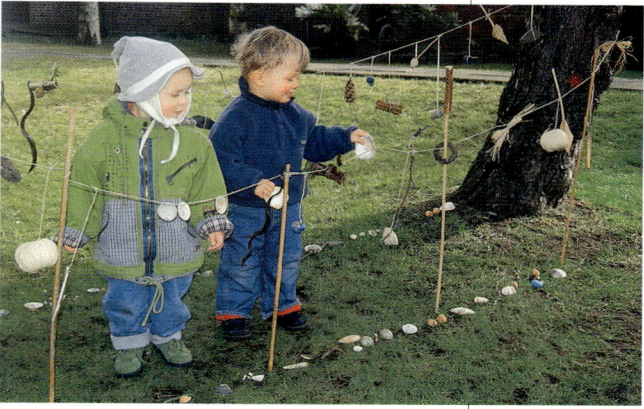

das für die gesunde Entwicklung der Kinder so wichtige vestibuläre System des Gleichgewichtssinns und das kinästhetische System des Tiefensinns der Muskeln und Gelenke.

4.2 Wiesenspiele mit Plastikschalen

Plastikschalen und ihre Deckel sind farbenfrohe Spielobjekte. Sie eignen sich für viele Spiele im Freien, zum Beispiel zum Gestalten von Mosaiken und Krabbelpfaden auf der Wiese. Im Sandkasten können die Kinder aus ihnen kleine Pfahlbauten errichten, indem sie einzelne Plastikschalen mit kleinen Zweigen verbinden. Da die Schalen und Deckel sehr leicht sind, eignen sie sich in besonderem Maße, um für Übungen des Tastsinns eingesetzt zu werden. Kinder nutzen sie aber auch als Frisbees, Fächer, Tanzobjekte und vieles mehr.

In den meisten Familien mit Kindern ist eine größere Menge an Plastikschalen und -deckeln vorhanden. Ineinander gestellt, passen sie in einen kleinen Beutel und bieten auf Ausflügen und Kindergeburtstagen unzählige Spielmöglichkeiten. Sie gehen dabei nicht kaputt oder verformen sich. Einmal abgespült können Sie sie wieder in der Küche nutzen.

Die folgenden Bewegungsspiele reizen Kindergarten- wie Schulkinder. Mit ihnen bewegen sie sich abwechslungsreich, in verschiedenen Fortbewegungsarten und mit wechselnder Konzentration auf Hände oder Füße. Die Beispiele zeigen den Kindern, wie leicht sie selbst beliebte, klassische Spielideen mit Bällen oder Bierdeckeln in neue Spielvarianten mit Plastikschalen und Deckeln ändern können.

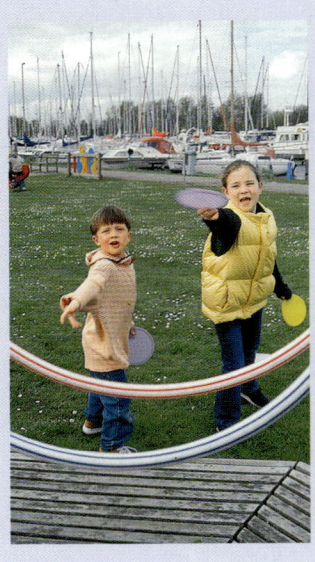 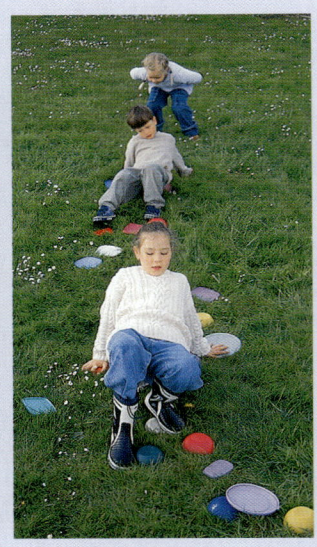 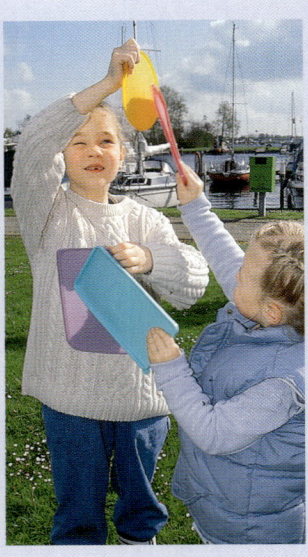

Ein Deckel als Frisbee

Plastikdeckel fliegen wie Frisbees. Lassen Sie die Kinder die Deckel doch mal durch eine Reihe von aufgehängten oder von Erwachsenen gehaltenen Reifen werfen. Bitte üben Sie mit den Kindern von Anfang an die korrekte Abwurfbewegung ein (siehe das Kapitel 1.8: „Frisbeespiele").

Der Krabbelpfad

Die Schalen und Deckel werden zu einem unebenen Krabbelpfad im Zickzack auf die Wiese gelegt. Die Kinder tasten sich vorwärts, dann rückwärts gehend voran, krabbeln wie ein Käfer vorwärts und dann wie eine Spinne zurück. Die Füße müssen dabei Schritt für Schritt auf den Plastikteilen landen, die Hände nicht.

Lustige Tanzideen

Besonders Mädchen lieben es, einander Tanzideen mit Plastikdeckeln zu zeigen. Durch schnelle Bewegungen im Handgelenk flattern die Deckel wie Schmetterlinge in der Luft. Oder sie fliegen wie dicke Hummeln, ruhig in großen Kreisen hoch und hinab. Die Deckel werden auf der Handfläche balanciert, hochgeworfen und gefangen. Wer kennt dazu einen lustigen Sprung oder eine Drehung? Wer als Nächstes vortanzen möchte, klatscht das tanzende Kind Deckel an Deckel ab.

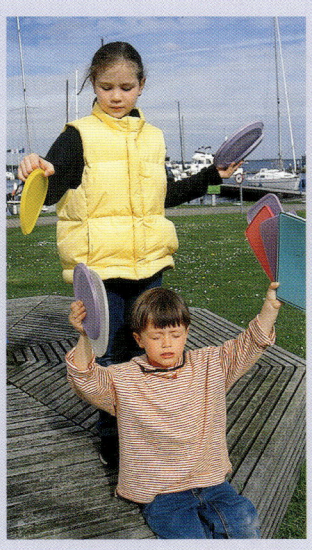

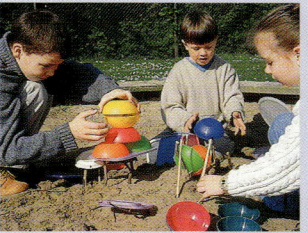

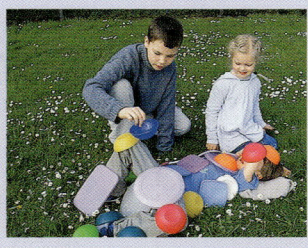

Fächer ziehen

Ein Kind sitzt auf einem Stuhl, hält in jeder Hand vier Deckel zum Fächer ausgebreitet und schließt die Augen. Sein Mitspieler steht hinter ihm und zieht behutsam insgesamt fünf Deckel aus der rechten und linken Hand, möglichst so, dass keiner herunterfällt. Das sitzende Kind fühlt und zählt mit geschlossenen Augen mit: Wurden rechts zwei und links drei Fächer gezogen? Oder umgekehrt? Gut gefühlt! Dann werden die Rollen getauscht.

Kleine Pfahlbauten

Im Sandkasten Pfahlbauten aus kurzen Zweigen, Schalen und Deckeln zu gestalten, ist ein wackeliges Vergnügen, das die Geschicklichkeit der Hände fördert.

Bunte Mosaike

(ohne Abb.)

Alleine oder in einer kleinen Gruppe legen die Kinder alle verfügbaren Plastikschalen und Deckel zu bunten Mosaiken. Es ist spannend zu beobachten, dass dabei immer neue Bilder und Formen entstehen. Die Kinder sollten in der Mitte ihres Mosaiks beginnen und es dann nach außen ausbauen.

Leichte Gewichte spüren

Entspannend und sinnlich: Ein Kind legt sich hin, schließt die Augen und wird von den anderen Kindern an allen Körperteilen mit vielen Schalen und Deckeln bedeckt. Die Bewegungen der Kinder sollen langsam und vorsichtig sein, sodass das Kind, das zugedeckt wird, mitzählen kann, wie viele Plastikteile auf es gelegt werden. Vielleicht möchte ein Kind aber auch nur ruhen, nicht mitzählen, sondern die sanfte Berührung genießen.

4.3 Stäbe und Astgabeln

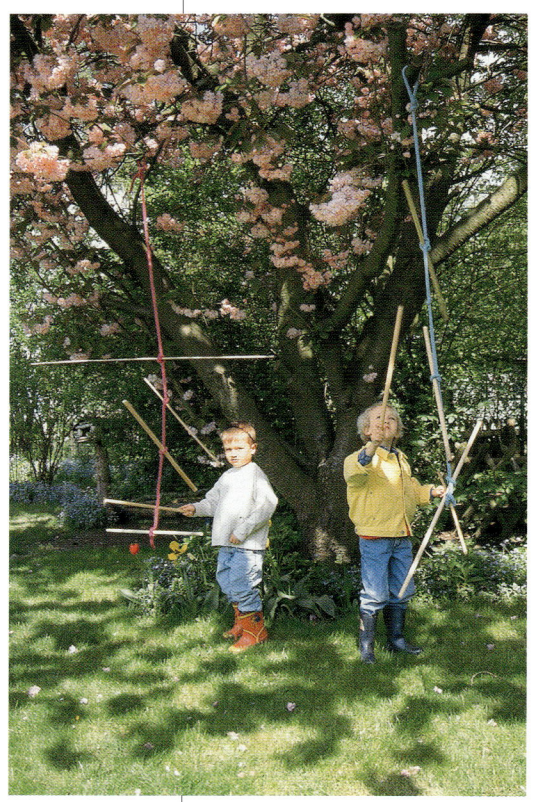

Mit Astgabeln und Stäben aus geraden Zweigen oder aus Bambus können Kinder nach Lust und Laune Stationen für einen eigenen Naturspielplatz gestalten. Schöne Ideen kommen den Kindern meist selbst beim Experimentieren: Sie können hohe und niedrige Hindernisse aufbauen, Rennstrecken, Fühlstationen, ein Nest, ein Klangspiel oder ein riesiges Mikado. Diese Spielstationen zu erproben und immer wieder umzubauen, macht kleinen und großen Kindern Spaß. Sie können sich selbst unterschiedlich schwere Aufgaben stellen. Auch ohne weitere Spielmaterialien bieten sich ihnen fantasievolle Spiele an, in denen sie viel Bewegungserfahrung sammeln können. Sie tasten sich voran, spielen geschickt mit den Händen, kriechen, hüpfen oder springen gewandt. Zwei Seile zum Verbinden der Zweige, ein größeres Tuch und Geschenkband schaffen neue Anreize für weitere Spiele.

Fragen Sie den Förster ihrer Umgebung oder einen benachbarten Hobbygärtner nach stabilen Zweigen bzw. dünnen Ästen (1–1,5 m lang). Seitentriebe sollten mit einer Rosenschere ganz abgeschnitten werden, damit sich die Kinder an ihnen nicht kratzen. Dünne Bambusstäbe sind in Baumärkten günstig zu bekommen.

Ein Naturklangspiel
(siehe Abb. Seite 138)
Die Hälfte eines etwa drei Meter langen Seils wird genutzt, um daran fünf Bambusstäbe oder gerade Zweige zu knoten. Die Stäbe werden genau in ihrer Mitte angeknotet. Die Stäbe bitte nacheinander in 20 cm Abstand zueinander befestigen und ein Seilende hoch an einen Ast binden. Alle Stäbe befinden sich nun waagrecht in der Luft, wenn die Knoten in der Mitte der Stäbe angebracht sind. Die Kinder können die Stäbe auf diese Weise leicht verschieben, machen das sogar sehr gerne.
An diesem Klangspiel erklingen unterschiedlich hohe und tiefe Töne, je nach Beschaffenheit der Hölzer: Sie werden mit einem Bambusstab als Schlägel behutsam angeklopft.

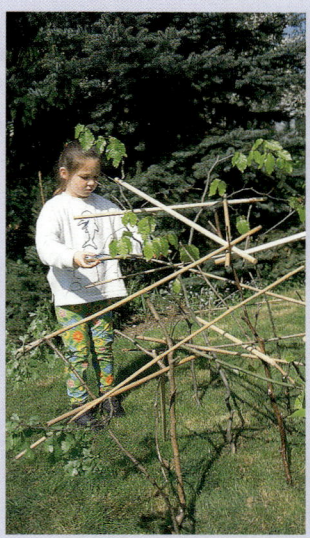

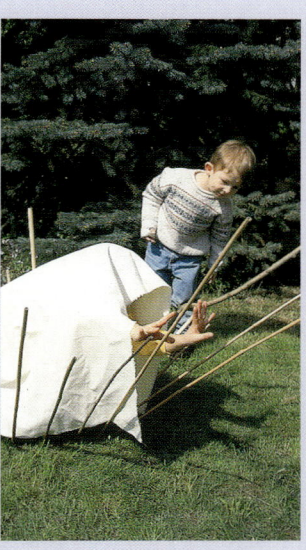

Busch-Mikado
„Busch-Mikado" nennen die Kinder diese Variation des beliebten Spieles, hier mit langen Bambusstäben. Eine größere Menge Astgabeln wird im Kreis (mit etwa 1 m Durchmesser) in den Boden gesteckt. Die Stäbe werden in unterschiedlicher Höhe auf die Seitentriebe der Astgabeln gelegt. Nun kann ein Kind vorsichtig einen Stab nach dem anderen abheben, so lange, bis es einen der Zweige zum Wackeln bringt. Dann kommt das nächste Kind an die Reihe.

Ei im Nest
Schön für Kindergruppen: Wer versteckt sich als „Ei im Nest" unter einem weißen oder gelben Tuch, das von senkrecht in die Erde gesteckten Stäben eingekreist ist und gehalten wird? Das Kind, das raten darf, wird kurz weggeführt, während sich ein anderes unter dem Tuch versteckt.

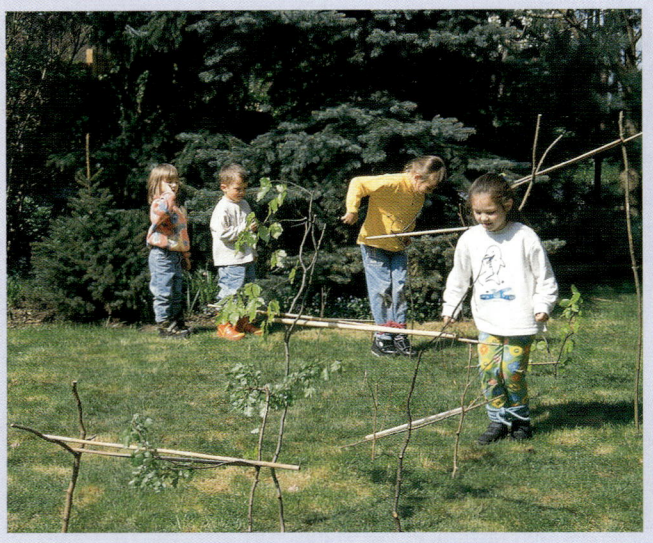

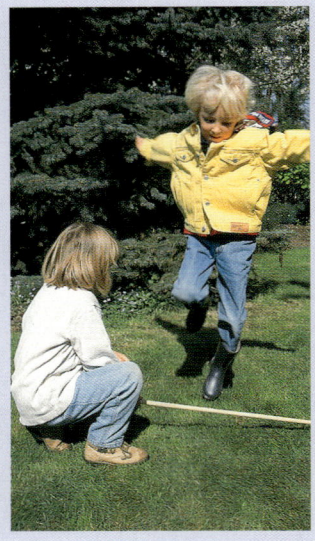

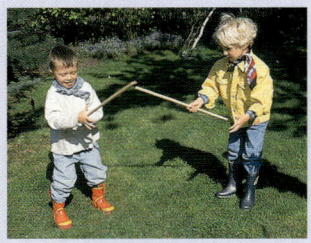

Fingerakrobatik

Jedes Kind hält mit den Fingerspitzen seiner Schreibhand einen Stab in der Mitte fest. Nun lassen die Kinder ihre Stäbe mit kleinen Fingerbewegungen rotieren.

Spring oder kriech!

Auf der Kriech- und Sprungbahn werden hohe und niedrige Hindernisse, die jeweils aus zwei Astgabeln und einem Stab bestehen, hintereinander gereiht. Nacheinander springen die Kinder über relativ flache Hindernisse und kriechen unter höheren Hindernissen hindurch.

Hindernissprünge

Die Kinder halten einander einen Stab als Hindernis waagrecht über den Boden. Der Boden sollte unbedingt trocken sein, damit niemand beim Springen ausrutschen kann. Wer springt, darf die Höhe bestimmen. Hock-, Lauf- und Galoppsprünge bieten sich an.

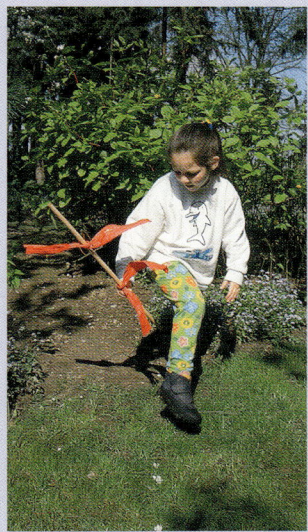

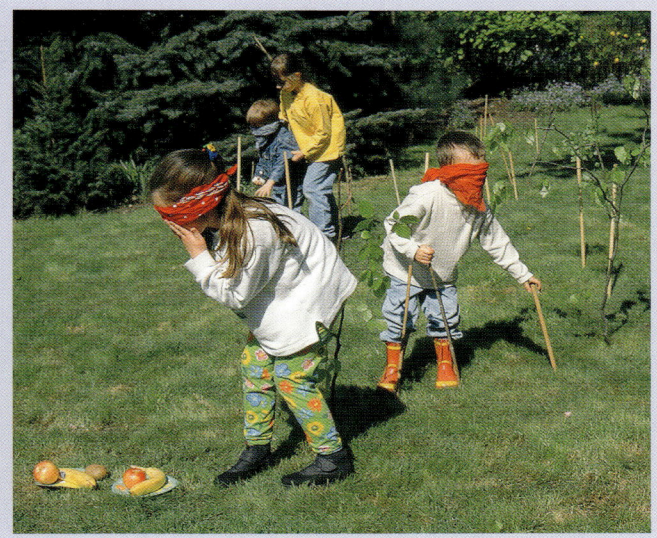

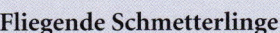

Fliegende Schmetterlinge

Die Kinder verwandeln ihre Stäbe mit Geschenkbandschleifen in „Schmetterlinge". Ein jedes lässt seinen „Schmetterling" um den Kopf, den Bauch und durch die Beine fliegen.

Ertaste den Weg!

Die Kinder stecken mit den Hölzern einen Weg ab, der in einer Schlangenlinie über die Wiese führt: Sie reihen alle verfügbaren Stäbe und Astgabeln eng hintereinander (max. 50 cm Abstand). Nun schreiten sie, mit verbundenen Augen tastend, vom Start bis zu einem Teller mit leckerem Obst am Ziel.

4.4 Baustationen aus Holz – ein spannender Hexenpfad

Mit langen Brettern, Holzleisten, Zweigen, Baumstämmen und Rundpfählen können Kinder einzigartige Pfade und wackelige Brücken gestalten. Sie kombinieren die Hölzer mit Steinen, Reifen oder Bändern, probieren Bewegungsmöglichkeiten aus und bauen immer wieder um. Haben einige Kinder interessante Bewegungsaufgaben gefunden und ausgebaut, so können sich alle Kinder daran versuchen. Sie erproben ihre Balancefähigkeit im Gehen wie im Krabbeln. Über welche (stabilen) Pfade ist es möglich, auch rückwärts zu gehen?

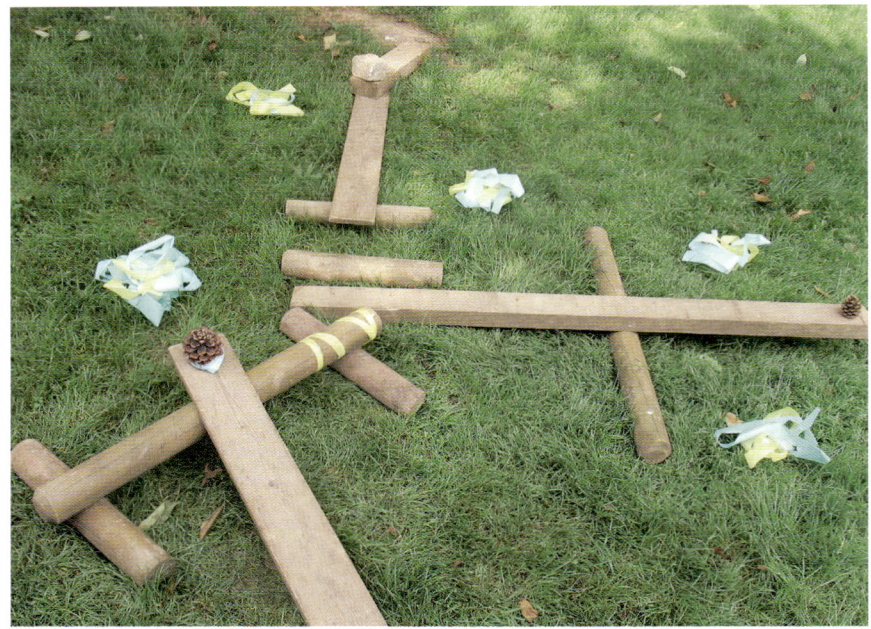

Für größere Kletterstationen könnten die Kinder alte Autoreifenschläuche und Matratzen sowie Stühle verwenden. Der Aufwand belohnt die Kinder mit ereignisreichen Spielstunden. Baustationen reizen auch ältere Kinder und bieten sich für eine Geburtstagsfeier im Garten an.

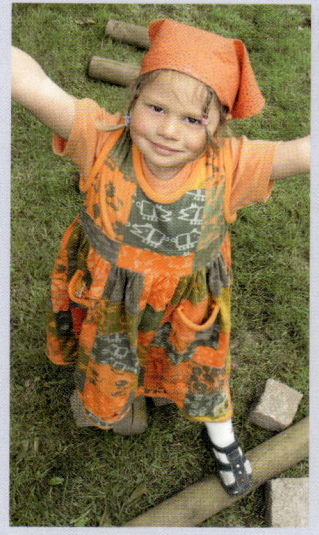

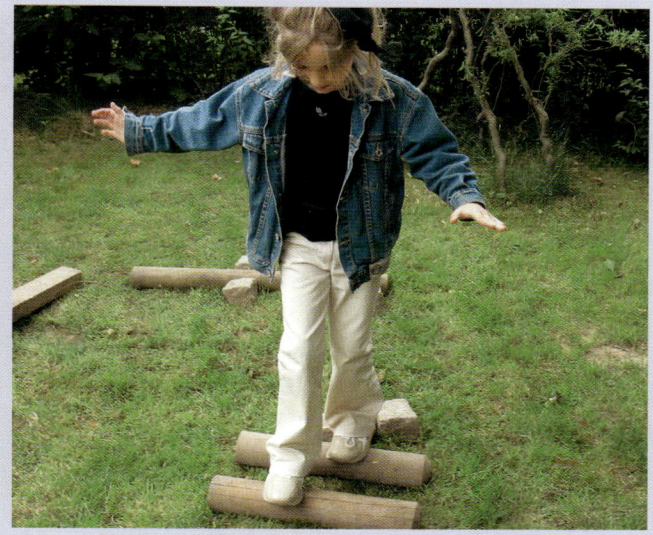

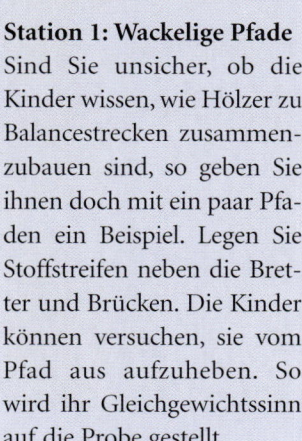

Station 1: Wackelige Pfade

Sind Sie unsicher, ob die Kinder wissen, wie Hölzer zu Balancestrecken zusammenzubauen sind, so geben Sie ihnen doch mit ein paar Pfaden ein Beispiel. Legen Sie Stoffstreifen neben die Bretter und Brücken. Die Kinder können versuchen, sie vom Pfad aus aufzuheben. So wird ihr Gleichgewichtssinn auf die Probe gestellt.

Station 2: Rollende Pfähle

Mehrere Pfähle werden parallel in etwa 30 cm Abstand nebeneinander gereiht. Möchten die Kinder darüber gehen, so müssen sie die Füße sehr behutsam aufsetzen, damit die Hölzer nicht wegrollen. Bieten Sie ihnen bei den ersten Versuchen Ihre Hand als Halt an.

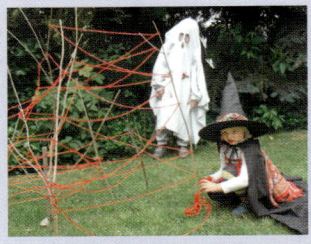

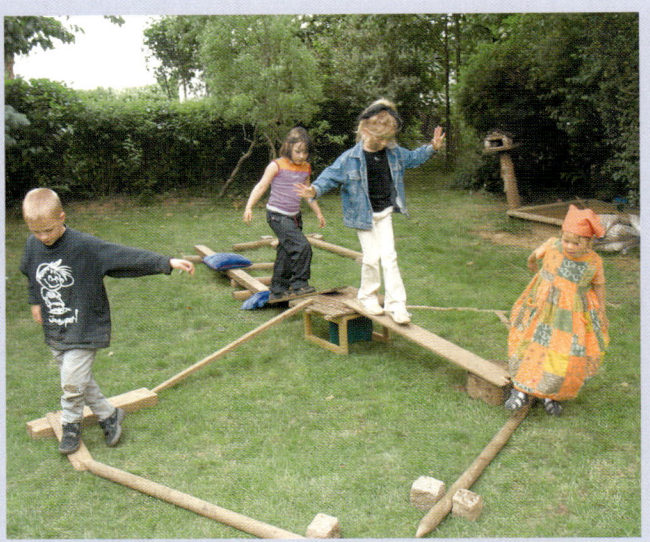

Station 3: Spinnennetz

Viele Zweige vom Frühjahrs- oder Herbstschnitt (Länge zirka 1–1,30 Meter) werden mit etwas Abstand zueinander in die Wiese gesteckt. Nun können die Kinder mit roter oder schwarzer Wolle von Zweig zu Zweig ein Spinnennetz flechten. Welche Form das Netz bekommt, entscheidet jedes Kind mit.

Station 4: Unendliches Quadrat

Die Form des Quadrats bietet sich sehr für Balancewege und -brücken an. Durch die rechten Winkel sind Bretter und Rundpfähle einfach und stabil aneinander zu legen. Die Kinder können endlos lange weitergehen und stehen sich fast nie im Weg. Schnell werden sie eine Hauptbewegungsrichtung festlegen.

Geht dennoch eines anders herum, können sich zwei auf einem Brett treffende Kinder gegenseitig Halt geben und umeinander herumgehen.

Auf dem Foto ist ein Quadrat gelegt. Es könnte auch ein Fünf- oder Sechseck sein, doch bauen Kinder selbst immer wieder Vierecke. Diese Form ist ihnen offenbar sehr klar.

4.5 Tönende Windspiele

Windspiele aus Plastikflaschen an Holzstangen geben bei Wind helle oder tiefe,
kurz aufheulende oder lang anhaltende
Töne von sich. Mit staunenden Mienen betrachten Kinder dann die sich drehenden
Flaschen. Ein Kind aus einer meiner Kindergruppen hat sie einmal treffend „Jam-
merflaschen" genannt! Solche Windspiele
sind einfach zu bauen und ein wunderba-
rer zweiter Verwendungszweck für Einweg-
Plastikflaschen. Alle Kinder zusammen
können die Holzstangen für die Windspiele bemalen und die älteren unter ihnen
haben vielleicht Lust, beim Zusammenbauen der Windspiele mit Hammer und
Nägeln mitzuarbeiten – vorausgesetzt, sie
sind dabei wirklich vorsichtig.

Wie man die Windspiele zusammen-
baut? Das zeigt die folgende Bauanleitung
in fünf Schritten.

In ihren Spielen nutzen die Kinder die tö-
nenden Windspiele gerne als Totempfähle,
als Slalomstangen oder als Fahnenmaste.

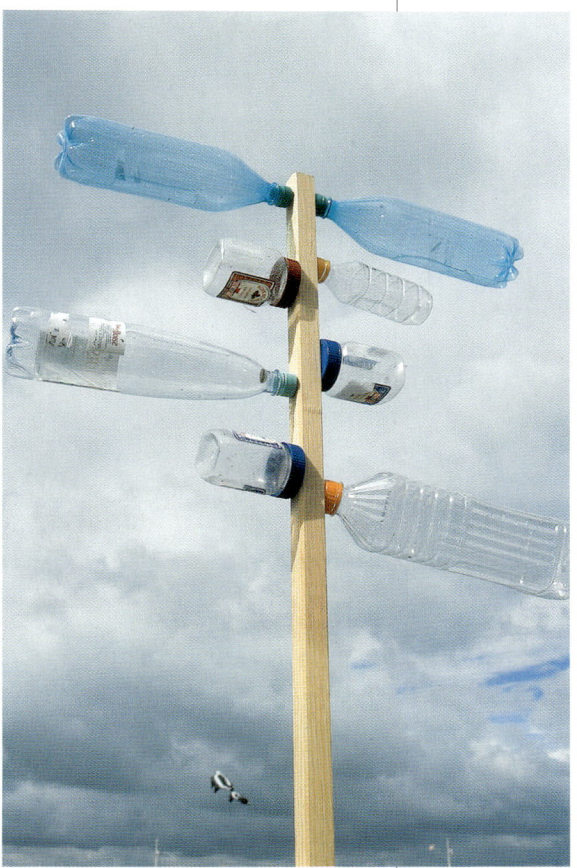

Materialien:

- Vierkant-Holzstangen, 2–3 m lang, 1,5–2 cm stark, für Windspiele mit mehreren Stangen; oder Rundstangen (1–1,5 cm) für Windspiele mit nur einer Flasche auf der Spitze
- Wasserfarben und breite Pinsel
- 8–12 Plastikflaschen mit Deckel (!) pro Windspiel, in verschiedenen Größen
  und Farben
- Hammer, ein großer Nagel und viele dünne, kurze Nägel (max. 1,5 cm lang)
  oder Schrauben und Bohrer

Bauanleitung:

1. Flaschen ausspülen und wegen der Klebefolie im Wasser liegen lassen, bis sich diese ablöst.
2. Holzstangen, wenn nötig, abschmirgeln, mit Farbe anstreichen und trocknen lassen.
3. Mit den Kindern die Gestaltung des Windspiels besprechen: Werden die Flaschen auf allen vier oder nur auf zwei gegenüberliegenden Seiten der Stange befestigt? Mit Nägeln beweglich oder mit Schrauben stramm befestigt? Nur an einem Ende der Stange oder über die Länge verteilt?
4.1 Mit Hammer und Nagel: Am besten bereiten Sie als Erwachsener das Hämmern für die Kinder vor. Sie schlagen mit einem kräftigen Nagel in jeden Deckel ein Loch und klopfen die Deckel mit dünnen Nägeln über die Stangen verteilt so an, dass die Flaschen danach noch auf die Deckel aufgeschraubt werden können. Die Kinder können dann die Nägel bis zum Anschlag festklopfen. Wichtig ist der Hinweis, dass die zweite Hand die Holzleiste mit genügend Abstand zum Nagel hält.
4.2 Mit Bohrer und Schrauben: Können dabei die Kinder weniger helfen, besticht das Resultat dieses Vorgehens doch optisch. Werden die Deckel an der Stange festgeschraubt (mancher Heimhandwerker benutzt sogar Dübel), so stehen die aufgedrehten Flaschen fest von der Stange ab, entweder rechtwinklig zur Stange oder senkrecht oben auf.

Befestigung der Windspiele:

Zuerst mit einem kräftigen Hering (den vom Zelt!) oder mit der spitzen Stange eines Sonnenschirmes ein tiefes Loch in die Erde bohren, dann das Windspiel hineinstecken.

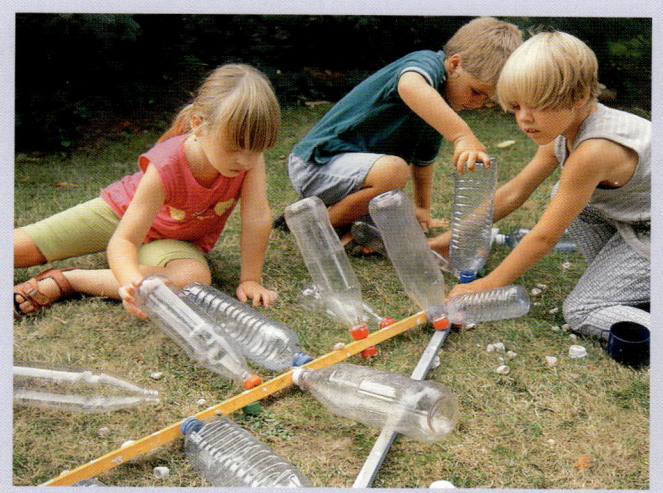
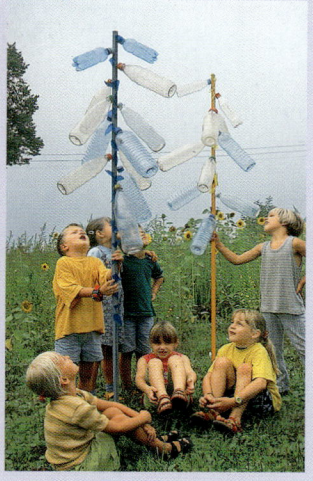

Gestaltung des Windspiels

Den kleinen Handwerkern werden alle benötigten Materialien für das Windspiel gezeigt. Sie dürfen nun bestimmen, in welchen Farben sie die Holzstangen bemalen möchten, welche kleinen, großen, runden oder eckigen Plastikflaschen genutzt und dafür gereinigt werden.

Die Kinder weichen die Flaschen mit den Etiketten ein und lösen diese ab. Sie entscheiden außerdem, wieviele Flaschen wo und in welchem Abstand zueinander auf den Holzstangen befestigt werden.

Töne im Wind

Als Ruhephase zwischen den kraftvollen Spielen setzen sich die Kinder unter den Windspielen zusammen und hören diesen zu. Ist es windig, so sind nacheinander unterschiedlich hohe Töne von den Flaschen zu hören. Fordern Sie die Kinder dazu auf, diese Töne zu beschreiben und mit dem Finger in die Richtung des gehörten Tons zu zeigen.

Stopptanzen

(ohne Abb.)

Um zwei oder mehrere tönende Windspiele lässt sich herrlich „Stopptanzen" spielen. Die Kinder tanzen zu einer fetzigen Musik aus einem Rekorder im Uhrzeigersinn um die Windspiele herum: Sie hüpfen, galoppieren, laufen und springen, drehen sich oder gehen rückwärts. Oftmals hilft es, wenn ein Erwachsener diese Anregungen erst vormachen lässt und sie später zur Erinnerung gelegentlich noch einmal hineinruft. Wird die Musik plötzlich gestoppt, müssen die Kinder sofort völlig reglos stehen. Das Kind, das als Letztes noch herumwackelt, muss einen hohen Froschsprung zeigen, dann geht es weiter.

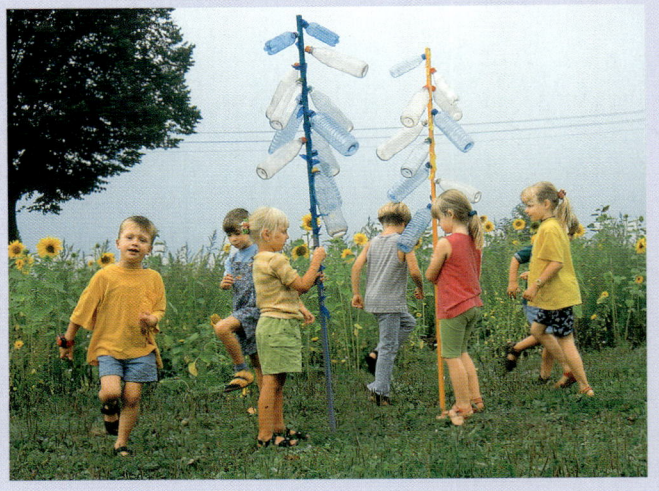

Die Hüter der Windspiele

Für dieses Fangspiel halten zwei Kinder als „Hüter" jeweils ein Windspiel mit einer Hand an der Stange fest. Sie bewachen nun die Windspiele, während die anderen Kinder in einer Richtung um diese herumlaufen und die Stangen immer wieder zu berühren versuchen.

Können die Hüter die anderen mit der freien Hand abschlagen, bevor sie die Stange berührt haben? Wenn ja, so scheiden diese aus, bis die letzten beiden Fänger übrig bleiben und zu neuen Hütern werden.

4.6 Ein Weidentipi im Garten

Ein selbst gebautes Tipi aus Weidenruten ist ein faszinie-
render Ort für fantasievolle Spiele, ein Naturraum, ideal
zum Abschalten und Ausruhen.

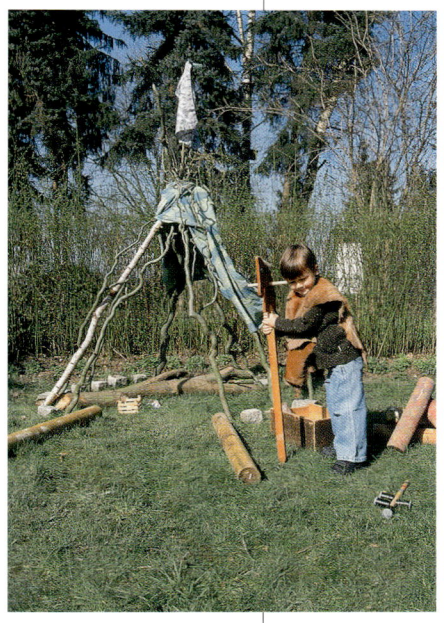

Kleine wie große Kinder können am Bau eines Weidentipis mitwirken: Sie werkeln mit Erde, Sand und Kie-
selsteinen, halten Ruten fest, verflechten und verschnüren
Zweige, wässern regelmäßig den Pflanzbereich. Zahlreiche
Spiele sind vom ersten Tag an möglich: Die Kinder können Figuren und Geschichten darstellen. Sie richten sich
mit weiteren Naturprodukten im Tipi ein und musizieren.
Gerne erweitern sie die Baulandschaft mit Pflastersteinen,
Rundpfählen, Brettern und Seilen. Es ist herrlich entspannend, im Tipi auf einer Decke zu liegen, das Blätterdach
und durch dieses den Himmel zu betrachten. Für Feste
und Spielstunden mit Kindergruppen bieten sich um das
Tipi herum Fang- und Kreisspiele an.

Von März bis Juni ist die günstigste Zeit, um Weidenzweige und junge Äste zu
einem Tipi zu verwandeln. Dafür eignen sich lange Ruten der Korkenzieher-, Sil-
ber- oder Kopfweide. Weidenruten wachsen in jedem feuchten Gartenboden gut
an, treiben rasch aus und sind sehr biegsam und robust. Sehen Sie sich mit den
Kindern in ihrer Nachbarschaft nach Weidenbäumen um und fragen Sie dort
nach gerade gewachsenen Ruten. Oder: Erkundigen Sie sich bei Landwirten,
Förstereien und Schnittgutannahmestellen.

Aufbauanleitung:

Unser abgebildetes Tipi ist leichter zu bauen als die großen und sehr aufwändi-
gen, die inzwischen in immer mehr Kindergärten zu sehen sind. Etwa acht Ruten
werden nur mit Schnüren zu der Tipispitze zusammengebunden. Die Stabilität
dieser Spitze ist bei Wind und Sturm ausreichend gut, wenn die Kinder nicht an
den Ruten reißen. Ist das Naturbauwerk einmal aus der Form geraten, so können
einzelne Weidenstecklinge neu eingebunden werden. Im März angepflanzte
Stecklinge sprießen im Mai aus. Die jungen Zweige können schon im ersten Jahr
zu einem buschigen Dach ein bis zwei Meter hoch wachsen.

Benötigte Baumaterialien:

- 7 bis 10 lange Weidenruten, etwa 3 m lang
- kürzere Zweige zum Verflechten
- eine Astschere, ein starkes Messer und eine Rosenschere
- Gartenhandschuhe
- ein Spaten für die Setzlöcher
- ein Eimer, Erde, etwas Sand oder Kieselsteine
- dunkle Schnüre (z. B. Pressgarn), eine Schere

Vorbereitung: Weidenruten schneiden und anwurzeln lassen

- Lange Ruten mit der Astschere abschneiden und mit dem Messer schräg anschneiden. Bis auf einen Meter zur Rutenspitze hin alle Seitentriebe entfernen. Die obersten Triebe kürzen.
- Frisch geschnittene Weidenzweige sollten sofort für zwei bis drei Wochen in einem hohen Eimer in die Wohnung, den Keller oder die Garage gestellt werden (Wassertiefe: etwa 30 cm) und dort vorwurzeln.

Aufbau des Weidentipis

- Auf einem Wiesenabschnitt mit feuchtem, nicht steinigem Boden mit Sand einen Kreis (Durchmesser: 1,00–1,30 m) markieren. Setzlöcher für die Ruten in gleich großen Abständen 40 cm tief graben. Dabei Platz für ein oder zwei Eingänge in das Tipi lassen. Den Eingansbereich des Tipis mit kräftigeren Ästen versehen.
- Etwas Erde und Sand in die Löcher geben, Ruten hineinstecken, ein paar Kiesel eng um jeden Stecken andrücken. Das Loch vollends mit Erde füllen und diese festtreten.
- In circa 2 m Höhe die Ruten mit Schnüren zu der Tipispitze zusammenbinden. Tipp: Viele Schnüre verwenden und die Ruten häufig aneinander und über Kreuz verbinden, dafür jedoch die Knoten nur locker anziehen, damit die feinen Zweige der Weide nicht verletzt werden.
- Zusätzlich können kurze Weidenstecklinge zwischen die langen Ruten in den Kreis gepflanzt werden. Abschließend alle Stecklinge mit viel Wasser einschlämmen und fortan häufig gießen.

Ihr Tipi wird stabiler durch:

- das Eingraben von vier langen Haselnussstecken (3 m) in den Bodenkreis. Die Spitzen der Haselnussstecken werden mit den Weidenruten verschnürt. Die Haselnussstecken können nicht anwachsen, doch geben sie der Konstruktion festen Halt;
- das Querverbinden der langen Ruten bzw. durch waagerechtes Einflechten von dünnen Weidenzweigen auf etwa 1 m Höhe;
- das Beschneiden der Rutenspitzen im Spätherbst.

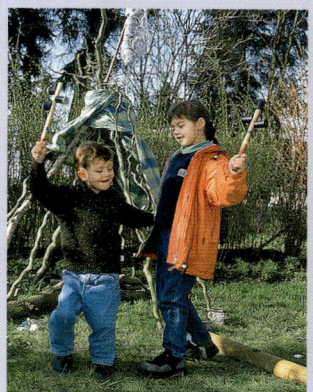 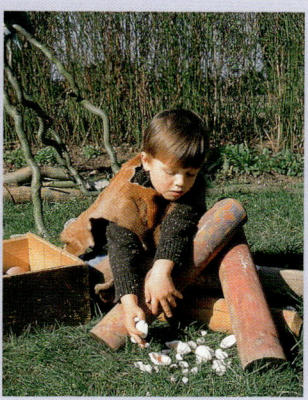

Tanzen nach Lust & Laune
Diese Tanzspiele zu zweit gefallen allen Kindern: Schattentanzen, bei dem das hintere Kind die Bewegungsideen des vorderen zuerst am Ort und später in der Fortbewegung über die Wiese nachmacht. Oder spiegelbildliches Tanzen, bei dem sich zwei Kinder gegenüber aufstellen und eines die Mimik, die Armbewegungen oder die Beinbewegungen des anderen spiegelbildlich nachahmt. Frei improvisiertes Tanzen, Hüpfen und Galoppieren rund um ein Lagerfeuer zu Musik aus dem Rekorder begeistern selbst hartgesottene Tanzmuffel.

Rhythmen schlagen
Welche Naturmaterialien lassen sich rund um das Tipi auftreiben, mit denen die Kinder Rhythmen schlagen, klopfen und trommeln können: Stöcke, Steine, Bretter, Kastanien, Nüsse und vieles mehr. Mit welchen Materialien sind hohe oder tiefe Töne möglich? Wie klingen dagegen die kräftigen Weidenruten, wenn sie mit einem Bambusstab beklopft werden?

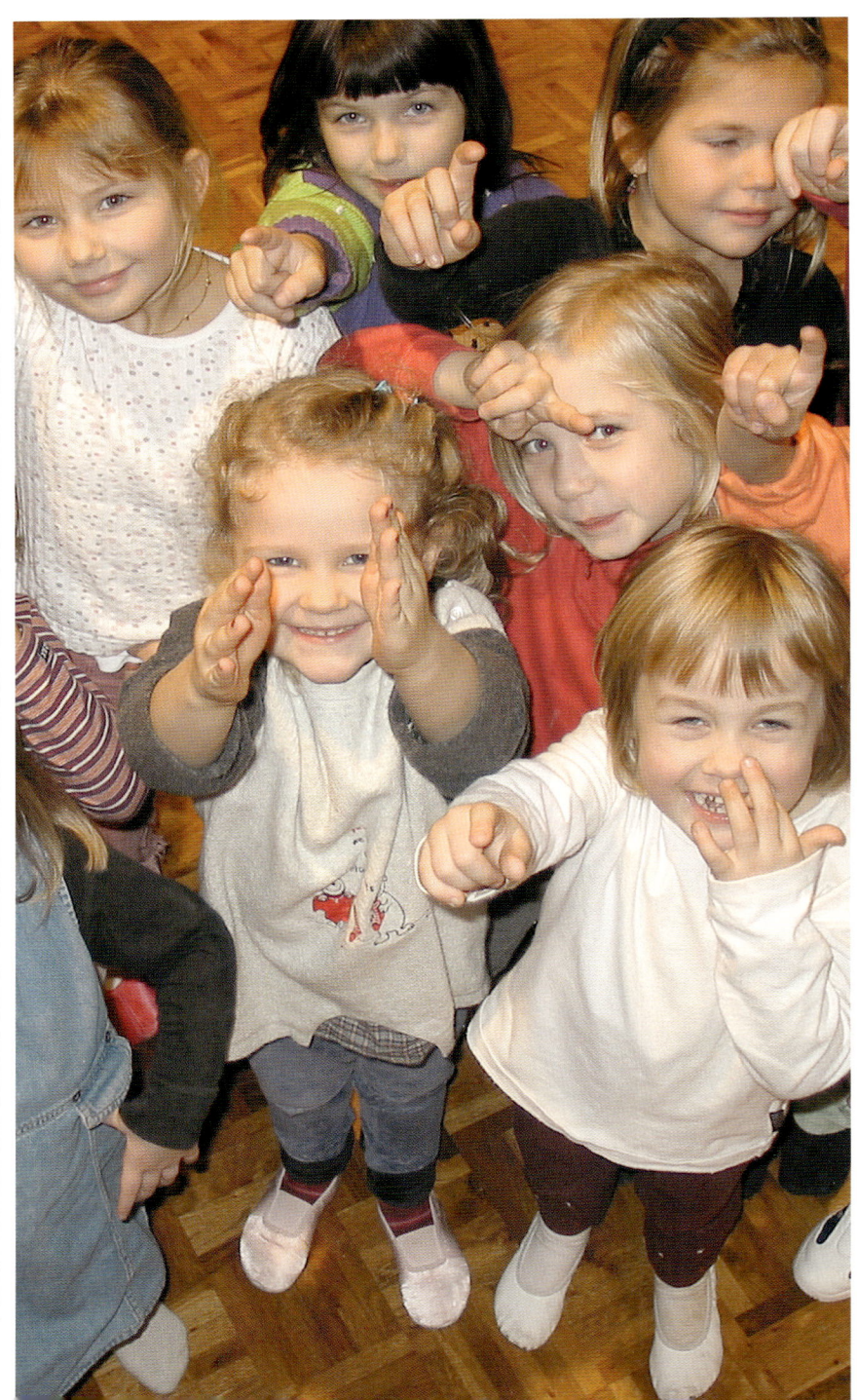

5 Tipps für Eltern:
Welche Sportarten für Ihr Kind?

Jedem Kind sollte die Möglichkeit geboten werden, im Laufe von Jahren mehrere Sportarten auszuprobieren. Dennoch möchte ich davon abraten, ein Kind jedes Jahr einen neuen Sportkurs besuchen zu lassen. Lustlosigkeit und Motivationsmangel wird jedes Kind nach der anfänglichen Euphorie für einen neuen Sport erleben und durchleben müssen, um in einem Sport – und durch den Sport auch generell – psychisch, motorisch und emotional gefestigt zu werden.

Ich denke, dass Eltern und Pädagogen gelegentlich lustlose Kinder eine längere Zeit zum Weitermachen motivieren sollten, als es heute häufig üblich ist. Wenn Kinder durch eine Sportart längere Zeit Spaß hatten und viel gelernt haben, dann lohnt es sich, „dran"zubleiben. Wenn sie ihre Motivationskrisen überwunden haben, machen sie anschließend fast immer unglaubliche Fortschritte. Das macht Mut und schafft Selbstvertrauen. Kinder, die mehrere Jahre eine Sportart ausüben, erfahren wichtige Werte wie Disziplin (an guten wie an schlechten Tagen), Zusammenhalt in der Gruppe, Frustbewältigung, Ausdauer, Toleranz und gegenseitige Hilfe. Kinder, die in ihren Sportarten aufgehen, ertragen es leichter, in der Schule auch mal schlechte Noten zu erhalten. Denn: Sie haben ihren Sportkurs, in dem sie sich wohl und wertvoll fühlen. Haben sie sich erst einmal wieder viel bewegt und mit anderen gelacht, so können sie mit zuvor erlebtem Ärger besser umgehen, Mut und klare Gedanken fassen.

Durch Sport werden Kinder leistungsbereiter. Und das auch, wenn sie später keinen Leistungssport, sondern Freizeitsport ohne Leistungswettbewerb betreiben möchten. Auch die kleinen Erfolge im Training sind Streicheleinheiten für die Seele.

Kinder erfahren in Sportkursen, dass sportliche Bewegung glücklich machen kann, weil sie dabei abschalten und sich abreagieren können, weil sie Spaß haben und neue Freunde gewinnen. Das könnte sie dazu bewegen, ein Leben lang Sport zu treiben. Diese Motivation zu erhalten ist wichtig, nicht nur aus gesundheitlichen Gründen. Sportkurse bewirken in der anschließenden Lebensphase der oftmals schwierigeren Zeit der Pubertät viel Gutes.

Empfehlenswerte Sportarten für Kindergartenkinder

Für Kinder ab vier Jahren bieten sich neben dem Tanzen und Schwimmen spielerische Sportkurse in den Sportarten Turnen und Leichtathletik an. Die Vielfalt der möglichen Bewegungserfahrungen macht diese beiden Sportarten gerade für kleine Kinder sehr wertvoll. Vorschüler können in Budoschulen mit Judo oder mancherorts auch mit Aikido beginnen oder in benachbarten Vereinen Mini-Basketball oder Fußball spielen.

Für Kinder ab fünf Jahren werden viele weitere Sportarten angeboten. Der Unterricht wird sich immer dann positiv auf die körperliche und psychische Entwicklung Ihres Kindes auswirken, wenn altersgerecht und abwechslungsreich unterrichtet wird, wenn die körperlichen Belastungen für die Gelenke und Muskeln niedrig gehalten werden und wenn die Kinder einfach auch Spaß haben. Im Winter können sie sich im Skifahren und Schlittschuhlaufen versuchen.

Beliebte Sportarten für Grundschüler

Grundschüler sind in der ersten oder zweiten Klasse so bewegungserfahren, aufmerksam und kooperativ im Zusammenspiel mit anderen, dass sie alle Sportarten ihres Interesses ausprobieren können. Zwei Probestunden sind in allen Sportclubs und Vereinen möglich.

Volleyball, Basketball, Handball in der Halle und Wasserball im Hallenbad begeistern die Kinder auch deshalb, weil sie in der Freizeit draußen gespielt werden können.

Karate und Ringen bieten sich als Kampfsportarten bzw. zur besseren Selbstbehauptung an. Hockey und Eishockey macht Mädchen wie Jungen Spaß.

Was das Reiten, das Jonglieren und die Akrobatik betrifft, so empfehlen viele Sportpädagogen abzuwarten, bis die Kinder acht oder neun Jahre alt sind. In diesem Alter erlernen sie die erforderlichen Bewegungstechniken leichter und schneller, als es ihnen zuvor möglich ist, weil sie zu diesem Zeitpunkt altersgemäß über vielfältige Bewegungserfahrungen verfügen und ihren körperlichen Fähigkeiten vertrauen. Sie können ausdauernd üben und sind geduldig genug für feine, differenzierte Bewegungen.

Ju-Jutsu (Selbstverteidigung) und Fechten sind für ältere Grundschüler eine besondere Herausforderung und ein großer Spaß.

5.1 Judo

Judo macht Kinder stark! Diese Sportart fördert die motorischen Fähigkeiten der Kinder auf vielfältige Weise und ermöglicht den Basis-Sinnen unzählige Sinneserfahrungen über die Haut, die Muskeln, die Gelenke und das Gleichgewichtsorgan. Schüchterne Kinder werden durch Judo selbstbewusster. Selbst unruhige Kinder lernen, sich während der Judostunde immer wieder zu konzentrieren, um die faszinierenden Würfe und Haltegriffe lernen zu können.

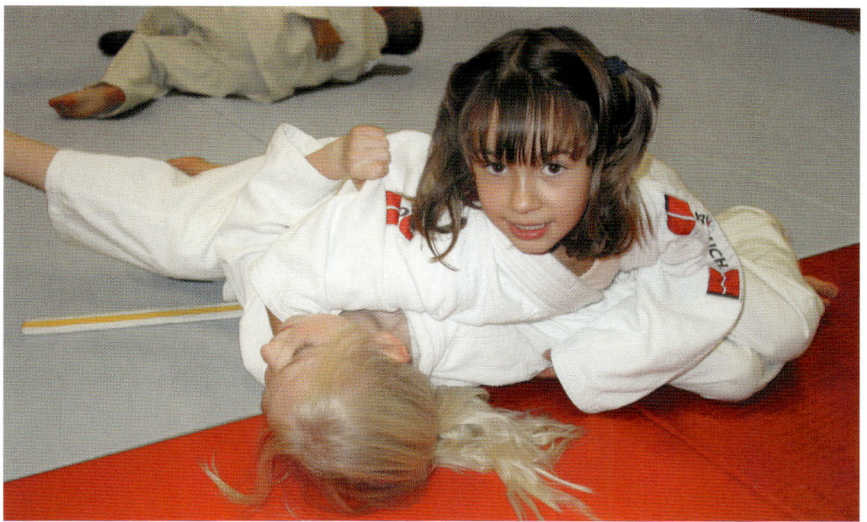

Kinder spielen Judo! Wie junge Hunde ringen und raufen sie miteinander, ohne sich wehzutun. Mit den ersten Judotechniken lernen schon die Jüngsten, Rücksicht zu nehmen und den Partner zu sichern. Die aufregendste Erfahrung für Kinder ist die direkte körperliche Auseinandersetzung mit verschiedenen Partnern in einer freundschaftlichen Atmosphäre. Sie beginnt in lustigen Zweikampfspielen und führt zu kurzen Übungskämpfen, dem „Randori". Ihrem Wesen entsprechend bringen sich die Kinder unterschiedlich ein – vorsichtig, waghalsig, ängstlich, wild oder auch aggressiv. Dabei müssen sie sich jedoch an klar formulierte Umgangsregeln halten: Rücksicht, gegenseitige Achtung und Höflichkeit, Selbstkontrolle und Mut sind moralische und für den Alltag wichtige Werte, die das Kinderjudo den kleinen Teilnehmern vermittelt. Kurse werden vielerorts für Kinder ab fünfeinhalb Jahren angeboten.

5.2 Kindertanz

Aus meinen Studien des elementaren Tanzes und des kreativen Kindertanzes habe ich die meisten Spielideen dieses Buches abgeleitet. Jungen wie Mädchen ab vier Jahren entwickeln durch Tanzunterricht eine enorme Leidenschaft für Musik und rhythmische Bewegung. Ausgehend von elementaren Bewegungsformen wie Gehen, Rollen, Federn und Springen erweitert der elementare Tanz das schlummernde Bewegungsrepertoire jedes Kindes. Da Musik und Rhythmus ganz eng mit dem Tanz verbunden sind, lernen die Kinder einfache Rhythmen und ertanzen unterschiedliche Musikrichtungen.

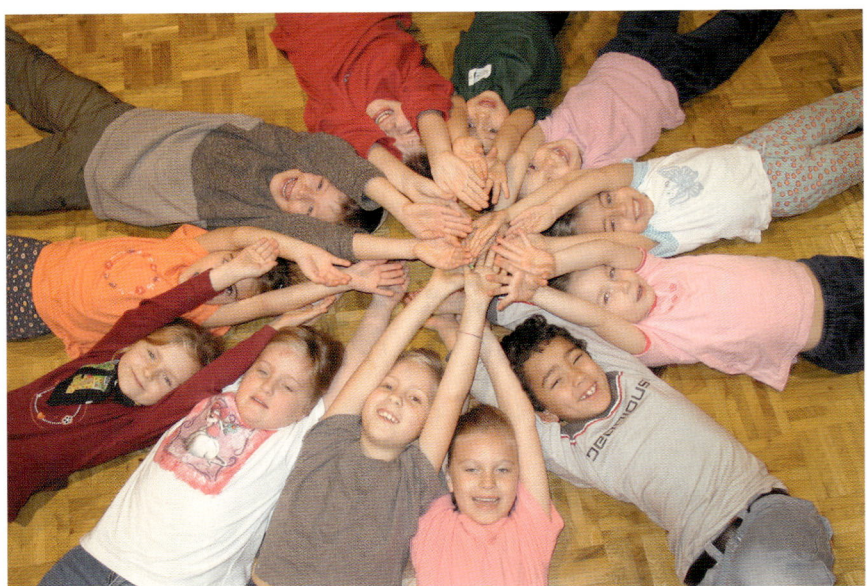

Der elementare Tanz ist eine künstlerische und pädagogische Konzeption, die durch die Choreografin und Pädagogin Maja Lex (1906–1986) entwickelt wurde. Er zählt zu den „modernen Tänzen", ist jedoch durch seine Stilungebundenheit nicht festgelegt auf eine spezielle Technik. Er besticht durch eine lebendige, kreative Tanzkonzeption. Die kindliche Seele wird durch vielfältige Reize angesprochen. Gefühle und Gedanken drücken sich im freien Tanzen unmittelbar aus. Sich seiner selbst bewusst zu sein und mit einem Tanzpartner kooperieren zu können, intensiviert und harmonisiert psychische Prozesse.

Kreativer Kindertanz wird vielerorts angeboten, unterscheidet sich aber von LehrerIn zu LehrerIn, da es keine spezielle Ausbildung mit dieser Bezeichnung gibt. Viele betrachten ihn als Vorstufe für Ballett oder modernen Jazz-Tanz. Als „kreativ" bezeichnen TanzlehrerInnen ihren Unterricht, wenn sie die Bewegungsvielfalt fördern und offen sind für die Bewegungsideen der Kinder. Die Kinder können sich selbst, reale Vorbilder oder Figuren oder aber fantastische Figuren darstellen. Sie nutzen dabei auch ihre Mimik und Gestik. Wie auch beim elementaren Tanz erweitern sie im Spiel mit abwechslungsreichen Tanzobjekten ihr Bewegungsrepertoire und üben neue Tanztechniken, z. B. verschiedene Arm-

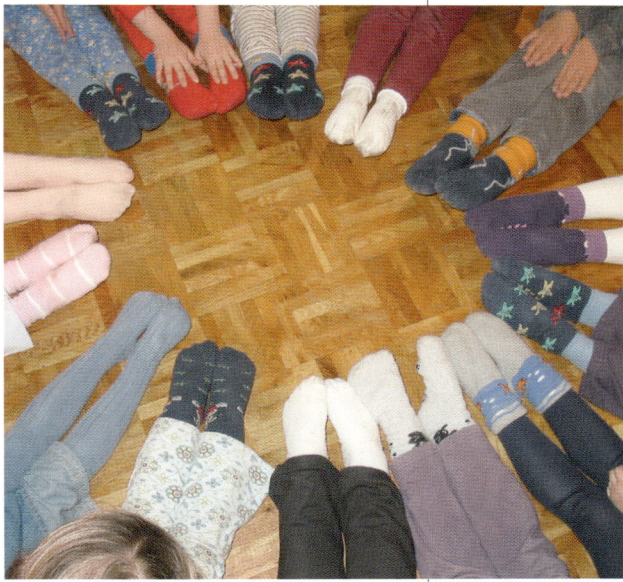

und Handgelenksbewegungen mit Bändern oder Plastiktellern.

Für Kinder ab sieben Jahre beinhaltet das Angebot an stilgebundenen Tanzkursen Jazz- und modernen Tanz, Ballett, HipHop, Stepptanz, Bauchtanz, Tanztheater u.v.m. Damit die Kinder möglichst schnell die jeweils typischen Basisschritte und Körperbewegungen erlernen, werden neue Bewegungen nach Art des „Vormachens/Nachmachens" im Frontalunterricht vermittelt.

5.3 Schwimmen und Wasserspiele

Die meisten Kinder lernen heute zwischen vier und sieben Jahren schwimmen – in Schwimmkursen oder mit Hilfe der Eltern. Doch macht es in der Kindergruppe besonderen Spaß.

Für die Sicherheit der Kinder am Schwimmbecken und am Meer ist es sinnvoll, dass sie sich möglichst früh mit kräftigen Schwimmbewegungen über Wasser halten können! Schulanfänger sollten eine Bahn schwimmen können. Für das Schwimmenlernen empfehlen sich Intensivkurse. Sie werden in Schwimmbädern häufig parallel zu den halbjährigen Kursen angeboten und beinhalten zehn Schwimmstunden innerhalb von drei oder vier Wochen. Für diese kurze Zeit müssten Sie ihren Wochenplan umstellen, doch sind die Intensivkurse immer sehr erfolgreich. Die Kinder bauen sichtbar mit jeder Stunde auf dem Können der vorhergehenden Stunde auf.

Halbjährige Kurse oder weiterlaufende Angebote in Sportvereinen lassen den Kindern viel Zeit, um im Wasser miteinander zu spielen. Mit Hilfe lustiger Wasserspiele gewöhnen sich Kinder bereits im Baby- oder Kleinkindalter an das nasse Element, verlieren die Angst vor der Wassertiefe. Der Auftrieb des Wassers ermöglicht freie Arm- und Beinbewegung. So fördert Spielen im Wasser und das Schwimmen die ganzkörperliche Gewandtheit und die Muskulatur.

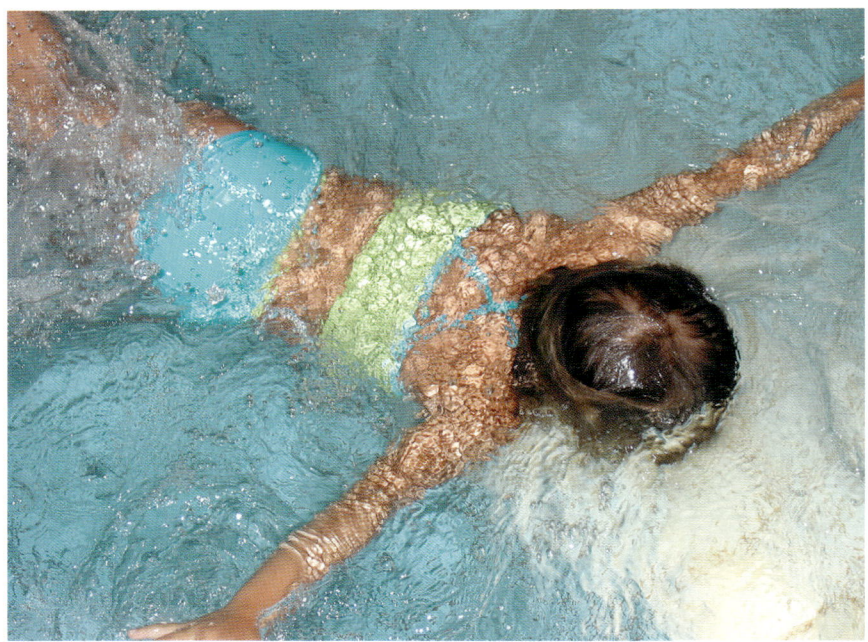

Sinnvolle Hilfsmittel sind der Brustgürtel und Schwimmbretter. Beide Schwimmhilfen bringen die Kinder in die ideale Wasserlage. Schwimmflügel sind bei Sportpädagogen relativ unbeliebt. Nur der Brustgürtel ermöglicht die optimale Bewegungsfreiheit der Arme.

Ab dreieinhalb Jahren können Kinder die Arm- und Beinbewegung des Brustschwimmens einzeln erlernen. Ich nenne die Beinbewegung die „Froschbeine" und die Armbewegung die „Rakete".

- Jean Ayres, Bausteine der kindlichen Entwicklung. Die Bedeutung der Integration der Sinne für die Entwicklung des Kindes, Springer, Berlin 1998

- Christina Buchner, Brain-Gym & Co., Kinderleicht ans Kind gebracht, VAK-Verlag, Kirchzarten 1997

- Focus vom 14. Oktober 2002, S. 162–164

- Daniel Goleman, Emotionale Intelligenz, dtv, München, 15. Auflage 2002

- Ernst J. Kiphard: Motopädagogik, Verlag Modernes Lernen, Dortmund 1987

- Rüdiger Klupsch-Sahlmann (Hg.): Mehr Bewegung in der Grundschule. Grundlagen, Bewegungschancen im Schulleben, Beispiele für alle Fächer, Cornelsen, Berlin 1999

- Ludwig Koneberg und Gabriele Förder, Kinesiologie für Kinder, Graefe und Unzer, München 1999

- Simone Pfeffer, Emotionales Lernen. Ein Praxisbuch für den Kindergarten, Beltz, Weinheim/ Basel 2002

- Jean Piaget: Das Erwachen der Intelligenz beim Kinde, Klett, Stuttgart 1969

- Horst Siewert, Intelligenztests, mgv-Verlag, Landsberg 1995

- Prof. Dr. Dr. Dr. Wassilios E. Fthenakis und Dr. Martin R. Textor (Hg.), Bewegung macht Kinder klug, www.familienhandbuch.de

- Renate Zimmer, Handbuch der Bewegungserziehung. Didaktisch-methodische Grundlagen und Ideen für die Praxis, Herder, Freiburg 1999

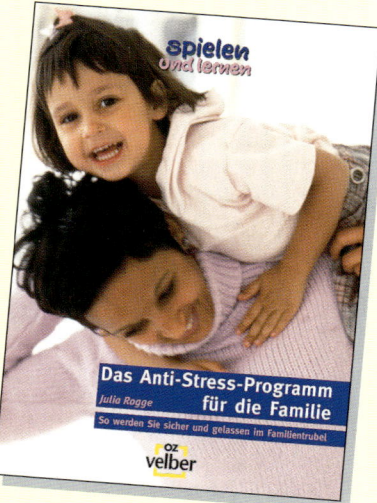
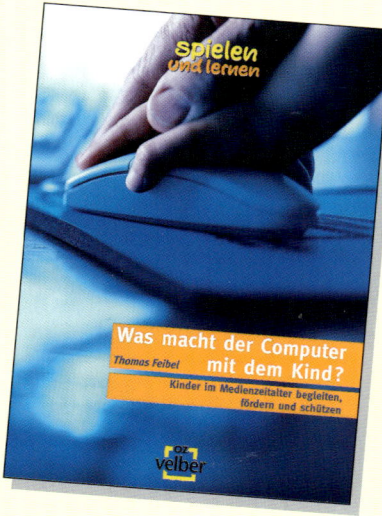
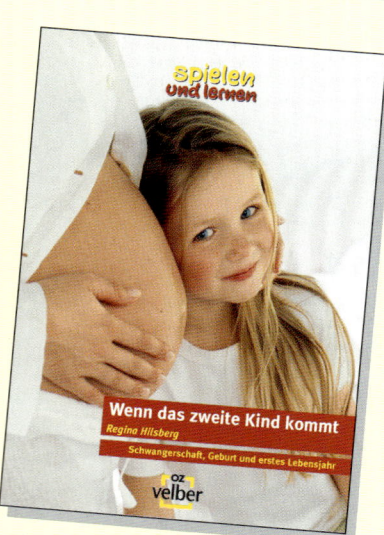
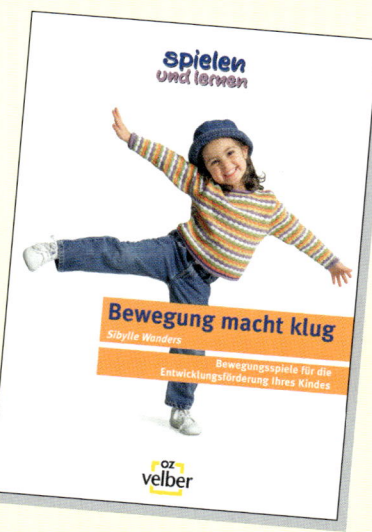